U0009557

CARE
Good Care ,
Good Living

CARE

Good Care ,
Good Living

CARE
Good Care ,
Good Living

CARE

Good Care ,
Good Living

CARE

Good Care ,
Good Living

care 59

我是眼科醫師，我有乾眼症

作者：李文浩
插畫：小瓶仔
責任編輯：劉鈴慧
美術設計：集一堂
校對：陳佩伶
出版者：大塊文化出版股份有限公司
　　　　台北市10550南京東路四段25號11樓
　　　　www.locuspublishing.com
讀者服務專線：0800-006689 TEL：(02) 87123898　FAX：(02) 87123897
郵撥帳號：18955675　戶名；大塊文化出版股份有限公司
法律顧問：董安丹律師　顧慕堯律師
版權所有　翻印必究

總經銷：大和書報圖書股份有限公司
地址：新北市五股工業區五工五路2號
TEL：(02) 89902588 (代表號)　FAX：(02) 22901658
製版：瑞豐實業股份有限公司
初版一刷：2018年8月
初版三刷：2018年10月
定價：新台幣400元
ISBN：986-213-908-0
Printed in Taiwan

我是眼科醫師
我有乾眼症

李文浩　著

目錄

序

我是眼科醫師，我有乾眼症

李文浩／自序

身為眼科醫師，我自己卻是嚴重的乾眼症患者，由我來現身說法，再恰當不過了！

這幾年每每在看診的時候，總是覺得眼睛黏黏的、乾乾的、澀澀的，通常只要眨眨眼會略有改善，剛開始我會揉一下眼睛，或用衛生紙在眼角擦一下。我知道自己乾眼症不輕，幾年來我很勇敢地充分發揮研究精神，把自己當成白老鼠，點過各大品牌的人工淚液，也嘗試過各種治療方式。

在臺灣還沒推出上市前，趁在日本和法國拜訪醫師朋友之便，我也親身體驗「瞼板腺熱療」和「脈衝光治療」，爾後更嘗試點用血液工程專家朋友，幫

我萃取自體血清做成的眼藥水。身為乾眼症患者，坦白說，那種乾乾、痠痠、黏黏、澀澀、紅紅、腫腫、痛痛的感覺如影隨形，日子過得很不舒服。

也許讀者朋友們會問：「你是眼科醫師，怎麼也會罹患這麼嚴重的乾眼症？」仔細回想，門診、手術、與雷射為伍是我的日常工作，我的眼睛經常暴露在強光之下；我又是 3C 的死忠鐵粉，無時無刻不在滑手機或使用電腦，閒暇之餘又酷愛空拍與攝影，後製往往耗用大量眼力。無可避免地盯著 3C 螢幕，眨眼次數明顯減少，淚水異常蒸發，乾眼症狀一天比一天嚴重是必然的結果。

我常在門診碰到長期服用安眠藥與抗憂鬱藥的患者，他們經常抱怨乾眼症狀已嚴重影響其視覺與生活品質！其實這些患者淚腺分泌淚液的功能，因為上述藥物而被大量抑制，淚腺腺體呈現代償性發炎狀態，他們通常是飽受乾眼症的折磨，這種情況

也常見於長期服用抗高血壓、抗組織胺之類的患者。眼科門診更常見做過近視雷射與白內障手術的患者，長期因乾眼症而就診；他們是眼表組織經過手術的變化，影響了角膜前面淚液的微環境，很多患者因此而罹患了乾眼症。

有關乾眼症的人口統計數字，各方報導不一，粗估臺灣 2300 萬人口中大約有數百萬人，或輕或重地為乾眼症所苦。近年來 3C 產品的浮濫使用、加上各種顯微手術（尤其是近視雷射）的後遺症、人口老年化所帶來的瞼板腺退化等眾多造成乾眼症的因素，讓患者人數日益增加。

健保署資料顯示：乾眼症每年以 10% 速度在增加之中；如果用中國大陸的人口數來換算，因近視而配戴隱形眼鏡人口逐日攀升、在不得有近視的求職壓力下尋求近視雷射手術、加上大陸型的乾燥氣候，林林總總下來，乾眼症人口數簡直是個可怕的

天文數字！

　　先前在長庚醫院眼科服務將近 30 年，日子過得忙碌，每個門診都得看超過兩倍以上的表定時間，手術行程更是排得密密麻麻的。眼科醫師通常比較注意的眼疾諸如糖尿病眼底出血、高度近視視網膜剝離、年長的白內障或黃斑部退化、年輕的近視雷射等等，個個都是急症、重症或是高價自費，個個都是需要詳加解釋之後，得安排雷射或是手術。

　　跟一般眼科醫師一樣，對待病情我們都有善盡詳加解釋的義務，偏偏乾眼症患者往往佔了門診很大的比例；我自己都覺得很抱歉、很難過，因為在門診根本沒有時間照顧到為數眾多的乾眼症患者，只能交代他們好好熱敷，點點人工淚液和凝膠，處方三個月慢性處方箋，希望他們能夠好好自己居家理療。

　　在擔任某企業籌劃中國大陸醫療事業的執行長

數年之後，我返台轉任基層地區醫院，雖然門診依然患者滿滿滿，我盡量以畫簡圖或用 iPad 衛教乾眼症的患者，甚至現身說法分析乾眼症的現代治療和未來的治療趨勢，教導患者如何自處。

因為擔任樂活醫療集團策略長，我在師大樂活診所看診，有較多時間接觸學校師生，發現隨著科技進步，現代人經常流連忘返於電腦、平板和手機之間，眼睛長時間注視著大小螢幕，過度專心於 3C 產品，眨眼次數大幅減少，或是不完全的眨眼，有越來越多的年輕人為乾眼症所苦，而且往往求助無門。

因此我起心動念，決心以淺顯易懂的文字，避開艱僻深奧的醫學術語，搭配簡潔的插畫，整理病因、分類、治療、護理，和預防等各個面向，與關心乾眼症這個議題的讀者朋友們分享：面對乾眼症時醫病之間該當做的適切處置。在此特別感謝大塊

文化董事長郝明義先生的鼓勵，以及與主編劉鈴慧
小姐、插畫師小瓶仔先生，共處這麼一段難以忘
懷、同甘共苦的日子。

第一章

再忙，也要記得眨眨眼

眼睛的保濕，來自眨眨眼

　　水汪汪的眼睛，男生女生都愛；水汪汪的眼睛，是這麼來的：我們的淚液，是一種極為特殊的體液，含有多樣營養成分、生長因子、抗菌物質、適合眼表環境的滲透壓和酸鹼度，共同形成眼球表面完整的特殊微環境，是眼球天然的保護劑，更是見光成像的第一道防線與介質。談乾眼症之前，我們得先從「淚膜」說起：

眼表加濕器，淚膜

　　淚膜是覆蓋在眼球表面的一層特殊體液薄膜，這層薄膜用不斷刷新的眼淚，幫我們沖刷落在眼球

表面不清潔的異物與微生物，還提供營養來潤滑眼球表面，維護眼表細胞的完整性，並提高角膜的光學功能。可別小看了這一層薄膜，淚膜的三層結構環環相扣，任何一層出了問題，都可能導致乾眼症。

◎ 淚膜是由三層結構組成，由外而內，分別為脂質層、水液層，與黏液層

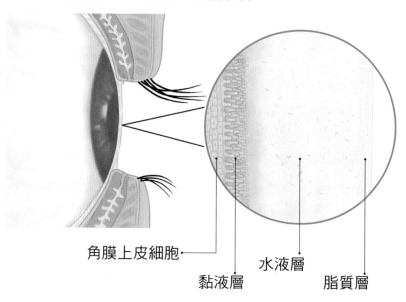

角膜上皮細胞

黏液層　　水液層　　脂質層

　　傳統上，眼科醫學將淚膜分為最外層的「脂質層」(約 0.1-0.2um)、中間佔絕大部分的「水液層」(約 7-8um)，以及附著於角膜上皮細胞的「黏液層」(約 0.8-1.0um)。目前的觀念則認為，水液層及黏液層並非是完全分開的兩層，而是混合形成所謂的「黏液水液層」，其中黏液的濃度，由角膜上皮細胞往脂質層遞減。

　　淚膜的主要功能在於增加眼睛的表面張力、潤滑眼瞼和眼球接觸面、不讓水液層快速蒸發。當有灰塵、汙垢、雜質，或其他空氣中的細微粒子飛進了眼睛，就要靠淚膜的分泌來沖出這些異物。我們的淚膜含有抗體、溶菌酵素，這些有殺菌功能的成分若失常，會使眼球的滋潤度不夠，表面開始乾燥，看東西開始視物不清，時間久了乾眼症就不請自來了。

◎ 淚膜三層的內容分別由瞼板腺、淚腺，與結膜杯狀細胞所分泌，臨床上各層各有各的致病因子

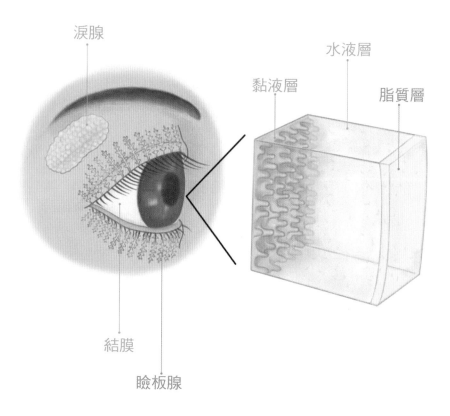

淚腺

水液層

黏液層

脂質層

結膜

瞼板腺

◎ 瞼板腺位於上下眼瞼內

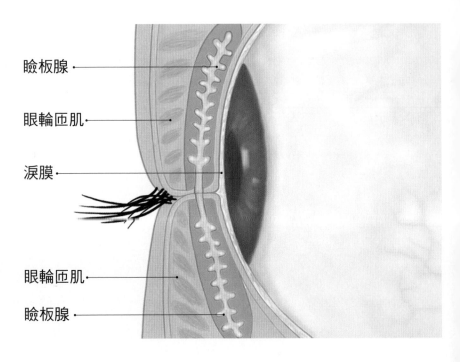

瞼板腺

眼輪匝肌

淚膜

眼輪匝肌

瞼板腺

◎ 瞼板腺腺體分泌油性的瞼板腺液

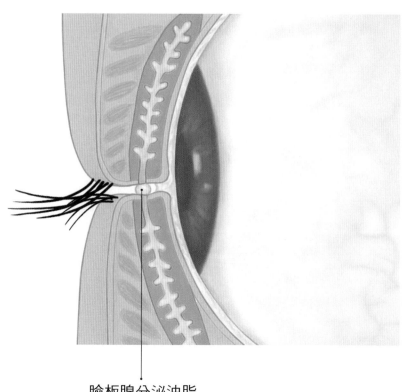

瞼板腺分泌油脂

◎ 在眨眼時油脂形成淚膜的油脂層，預防淚液
揮發，保護眼睛表面細胞抵抗外部環境，並
增加眨眼時的潤滑度與舒適感；強韌的油脂
形成油膜，穩定整個淚膜

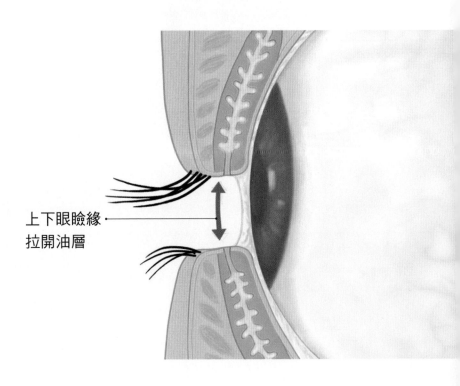

上下眼瞼緣
拉開油層

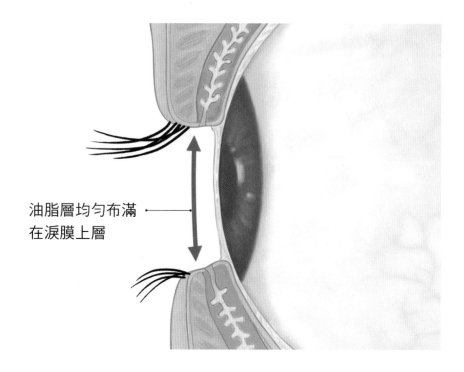

油脂層均勻布滿
在淚膜上層

黏液水液層

黏液層由矽酸（Silicic acid）、玻尿酸（Hyaluronic acid）和黏液（Mucin）組成，黏液兼具黏著性與伸縮性的緩衝基質，不僅能保護眼睛表面，還能提供良好視力所需的平坦表面，可以發揮類似黏著劑的功能，將淚膜更穩固地黏著在微絨毛和醣外被上。黏液是由結膜杯狀細胞所分泌，它的主要功能為協助淚膜均勻分布於眼表面，提供黏稠度及穩定淚膜，可以加強因眨眼而產生的眼瞼刷效應，也可將親脂、疏水性的細胞膜轉為親水性，避免炎症細胞附著於角膜上皮細胞。

水液層，是由淚腺及副淚腺所分泌，除了水分之外，含有許多維持眼睛表面環境所需的必要養分，例如溶解酶（Lysozyme）、免疫球蛋白（Immunoglobulin）、可溶性黏液（Soluble mucin）、各種細胞激素

（Cytokines）、各種生長因子（Growth factors）、電解質等等，是內容極為豐富的特殊體液。

脂質層

涙膜最外層的脂質層是由麥氏腺（亦稱瞼板腺）所分泌，含有膽固醇、脂肪酸和磷脂質，它的成份除了能夠增加潤滑度，防止水分蒸散，同時其他極性脂質可以與黏液結合，增加了淚液的穩定度與內聚力。

如果淚液崩解太快，就無法維持淚膜的凝聚力來保護眼睛。臨床觀察會看到螢光在這個區域快速崩解，淚膜崩解後脂質層和水液層會乾涸，造成黏液層擴散，以至於眼睛表面裸露出來，會引起一連串的發炎反應，有時會造成永久的損害。此時這類患者的病徵會變得嚴重，而且常常覺得視覺受到影響。

◎ 淚液崩解太快，就無法維持淚膜的凝聚力來
保護眼睛

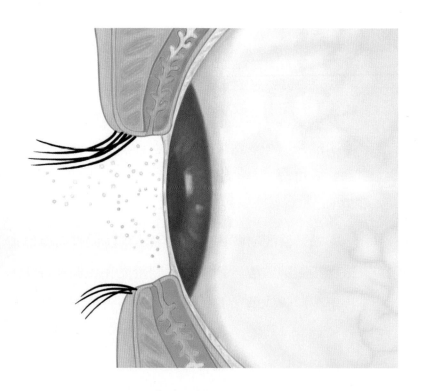

◎ 淚膜崩解後脂質層和水液層會乾涸，造成黏
　液層擴散，以至於眼睛表面裸露出來

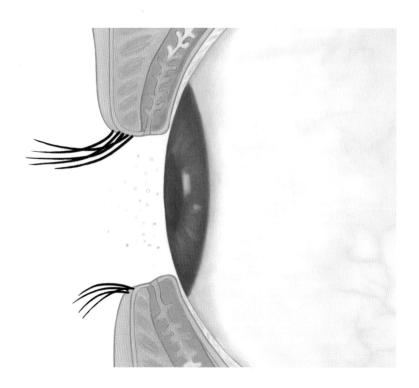

眼淚不是哭的時候才有

我們的眼睛，無時無刻都會罩著一層淚膜，以保持眼表濕潤，眨眼之時，淚膜就會散布至雙眼表面。

眼淚其實有點複雜，大多數人以為眼淚只是水，其實它不是只有水而已。淚膜的三層中：位於最底層的黏液層，功能為黏結淚液中的水分，保持雙眼濕潤；中間層的水液層是由水及水溶性蛋白組成，是一層特殊體液，可以為角膜提供養分；最外層的脂質層，可以避免淚水過快蒸發。

眨眼是眼睛關鍵性的動作，會告知自主神經系統，通知淚腺，分泌水液層至眼表。雖然水液層是

特殊體液，但是畢竟是水，會瞬間蒸發，所以眨眼是趁著上下眼瞼瞬間閉合的當下，將瞼板腺分泌在上下眼瞼緣一層薄薄的油脂拉開，油包著水達到保濕的效果。

眼睛的淚水分泌

正常情況下，我們的淚膜保持著穩定的結構，不受重力作用影響，主要是取決於個人角膜上皮黏多醣的含量、和淚膜黏液層的健康；而淚膜不會出現破裂，主要在於保持每隔 5-10 秒的非自主性瞬間眨眼，刺激淚腺分泌水液層，同時拉開脂質層的油脂，形成淚膜蓋住淚水。

淚膜破裂時間

臨床上直接檢查淚膜健康狀況，指的是第一次

完全眨眼到淚膜上出現第一個乾燥斑的時間。大多數人約在 11-50 秒之間，女性短於男性，淚膜破裂時間隨年齡增長而遞減。如短於 10 秒，代表眼球表面淚液分泌不足或結構異常。

◎ 乾眼症因淚液分泌不足或蒸發過度，淚滴內含的生長因子流失，滲透壓上升，淚膜呈不穩定狀態

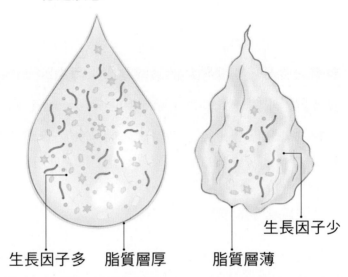

生長因子多　脂質層厚　　脂質層薄　生長因子少

淚膜的均勻性

淚膜在整個角膜表面保持均勻的厚度。臨床上，在結膜囊內沾一點點螢光劑，可見淚液向各方向擴散而不發生向下流動的現象，這特性的完成，主要靠的是黏液層必須是完整的。

淚膜的親水性

淚膜是由脂質、水液及黏液所組成，黏液呈半固體狀態，具有較高的親水性，這也有利於淚水的均勻分布。

任何原因引起脂質分泌減少、水液分泌減少、黏液分泌減少、角膜上皮粗糙及淚液成分的改變等，均可導致淚膜生理特性的破壞，引起角膜結膜乾燥。

眨眼

眨眼是由眼瞼帶的眼輪匝肌和提上瞼肌共同參與，兩側眼瞼在非自主的情況下一起閉合和睜開的運動。在正常情況下，我們每分鐘不自主眨眼次數約為 10-15 次，平均每間隔 5 秒眨眼一次，持續時間約 0.3-0.4 秒。

一般而言，看書時為每分鐘 10 次、看電腦時每分鐘為 4-6 次、開車或玩遊戲時每分鐘為 2-3 次。影響眨眼頻率的因素還有年齡、眼表狀態、精神狀態、神經和心理疾病等等。眨眼是一種自然的保護性措施，可以在眼表布滿淚液，形成淚膜，進而潤滑角膜，維持眼表正常功能，並防止異物侵入。

眼球表面的微環境

一旦淚水過度蒸發或分泌不足，眼球表面微環

境隨之改變，將帶來眼表結構的破壞，造成眼表乾燥，原本緊密連接的角膜上皮細胞結構會因此受損，出現角膜上皮細胞點狀缺損、上皮組織糜爛。萬一此時外來的有毒成分伺機滲透入角膜基質，嚴重者可能發生角膜代償失衡、角膜潰瘍、角膜溶解穿孔、導致失明的嚴重後果與遺憾。

◎ 眼瞼刷，眼球表面的雨刷

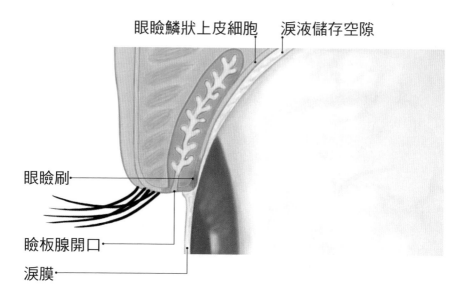

眼瞼鱗狀上皮細胞　　　淚液儲存空隙

眼瞼刷

瞼板腺開口

淚膜

　　除了淚膜這層眼睛的精巧加濕器，眼球表面還有一個雨刷（眼瞼撥水板），稱為眼瞼刷（Lid Wiper）。眼瞼刷位於瞼緣內緣處，與皮膚黏膜交界處，且與眼球表面相接觸，每一次眨眼的時候，它就類似汽車前面擋風玻璃上的雨刷一樣，重新刷過淚膜表面，讓淚膜均勻平整地分布在眼球表面。如果這個雨刷出了問題，淚膜分佈就不會均勻，將導致乾眼症，此時眼瞼刷與眼球表面之間的摩擦力將會增加，甚至導致角膜上皮細胞受損。

　　到目前為止有關眼瞼刷上皮病變的研究，對其發病機制、病理變化、檢查程序、治療手段，以及與其他疾病之間的關係，都有待更進一步的確認。但是不可否認的事實是：眨眼的次數及品質，影響乾眼症至深且鉅！

眨眼會刺激瞼板腺分泌油脂，維持脂質層正常厚度、油脂的均勻分布，並減少淚水蒸發；眨眼機制出了問題，會導致脂質層分泌失調，影響淚水潤滑度。

　　在淚水潤滑度不足的情況之下，眼瞼刷在眨眼時，會直接摩擦眼球表面。以每分鐘眨眼 10-15 次來計算的話，一天當中會眨眼上萬次，這樣當然會造成眼表擦傷及上皮細胞發炎，惡性循環因而產生。

眨眼與眼表損傷

　　無論乾眼症是因淚液生成減少、或淚液蒸發過度，淚膜穩定度下降的結果，都將導致淚膜滲透壓的增加，產生炎症反應，損傷眼表細胞。此時，眨

眼的摩擦會更進一步加重眼表的炎症損傷，增加淚膜的不穩定性，惡性循環將一再發生。

　　長時間使用電子產品，使得人們用眼過度，所以「電腦終端症候群」成為導致乾眼常見的原因之一，患者長時間注視螢幕，使得眨眼動作明顯減少，導致淚膜破壞和角膜表面乾燥，從而產生眼乾等症狀。研究發現，思考時眨眼頻率會增加，這樣說來，是不是年輕人看的太多，想的太少？這議題倒值得探討喔！

乾眼症人數暴增與環境有關

　　近年來，因乾眼症來看門診的患者越來越多，眼科醫師大概都頗有同感：「過去眼科門診患者中，大約僅有三成是乾眼症，而且大多數都是中老年人；怎麼現在約有七成患者是因乾眼症前來看診？」拋開年齡退化與相關潛在性疾病不談，乾眼症罹患人數之所以暴增，主要還是與環境有關。

空汙

　　經濟發展致使環境汙染，併發症無可避免，汽機車排放的煙霧、工廠排放的廢氣、來自大氣流轉的霾害，在在都會造成空氣中懸浮微粒增加。當空

氣品質變差，汙染源很容易會堵塞瞼板腺出口，缺少了油脂覆蓋，淚水當然比較容易蒸發。現今極端氣候讓夏季變得酷熱難耐，長期待在冷氣房中使空氣變得乾燥，眼睛因而乾澀。冬天則因嚴寒，相對地洗臉次數減少，瞼板腺出口油脂堆積，眼睛也連帶被波及，乾癢難耐。

藍光

　　數位科技的進步，已經打造成網路密密麻麻、無所不在地穿梭在我們的生活中。透過這些閃著藍光的面板，我們認真工作，並享受資訊、娛樂之餘，也意味著我們的眼睛暴露在藍光下的時間越來越長。

正常情況下，我們的眼睛每 5-6 秒會眨眼一次，而長期注視面板之時，變得超過十幾秒才會眨一次眼；換言之，正常情況下一分鐘約眨眼 12 次左右，但緊盯螢幕時眨眼次數少了一半以上；眨眼次數減少了，淚腺分泌淚水的功能也跟著減少，上下眼瞼緣拉開油脂的次數也跟著減少，淚水相對地蒸發也就多了，因此越來越多人罹患了乾眼症。

　　3C 產品為了要維持它的亮度，會發出比傳統映像管更強的藍光，藍光是能量較強的可見光，包括了藍、靛、紫光，比較容易穿透角膜與水晶體直射入黃斑部，會造成黃斑部感光細胞的損傷。眼睛長期使用 3C 產品造成慢性刺激，將使黃斑部發炎、

水腫，導致中心視力的缺損，無法正眼看清楚事物。藍光也會造成散射，因此眼睛要用力聚焦，長時間下來眼睛容易疲勞痠痛，也可能造成假性近視，所以眼睛千萬不要過度緊盯在 3C 產品之前過久。

　　其實藍光某種程度是好光，透過藍光我們所看見的世界變得比較鮮豔明亮，同時我們的心情也變得較為愉悅。嚴格來説，3C 產品發出的藍光並不算強烈，戶外光線與 LED 燈的藍光強度，其實數倍於 3C 螢幕所釋出的藍光；問題在於我們使用 3C 產品時，眼睛是直視螢幕所發出的藍光，加上使用時間過長，尤其是在昏暗環境時瞳孔相對是放大的，直入眼睛的藍光相對是大量的，才會造成眼睛傷害。

三高與壓力

我們的眼淚，是血液中的血清滲透到淚腺內所形成，而三高患者的血液油脂成分既高且濁，可想而知其淚液成分並不優。生活在這個高度競爭的社會，人們的身心壓力肯定非常的大，荷爾蒙的分泌也會改變，淚腺分泌淚水的功能也會受到干擾，尤其是邁入更年期的女性，臨床觀察確實更年期女性得到乾眼症的比例高於男性。在門診，常聽到越來越多乾眼症患者透露，每晚必須服用安眠藥或抗憂鬱藥才能入睡；一般而言，長期服用類似藥物，是會降低淚腺分泌淚水的功能。

乾眼症常見的症狀

乾眼症患者主觀上會常覺得眼睛乾澀、有異物感、容易疲倦、怕風畏光、容易反彈性流淚，甚至

視力模糊。乾眼症會因個人體質、病情輕重緩急有
所不同，雖然對視力影響不大，但必須接受長期治
療。讀者朋友們發現有上述這些不適的症狀，請趕
快找眼科醫師就診，否則一旦演變成角膜炎或更嚴
重的後遺症，就後悔莫及。

乾眼症常見的症狀包括：

●眼睛乾澀，容易疲勞。

●眼睛紅、癢，感覺有異物、沙礫感、灼熱感、
刺痛感。

●對外界刺激比如：光、風、煙等敏感，有時
有短暫視力模糊的現象。

●眼睛內或眼睛周圍有黏稠的分泌物。

●眼皮緊繃、有沉重感。

●增加長期閱讀、看電視、使用電腦後的不舒
服感。

在門診常聽患者抱怨：

「我整天眼睛都覺得很疲倦，尤其到了下午，就好想睡，睜不開眼睛。」

「我眼睛裡好像有沙子，很不舒服，整天黏黏的，還會流眼淚。」

「我每到下午眼睛就紅紅、熱熱的，又痠又澀，視力開始變得模糊。」

這些，便是典型乾眼症患者常見的主觀感覺。

乾眼症好發族群的成因

3C 一族

沉迷電玩遊戲、追劇、line 來 line 去、上網久久盯著螢幕、用眼過度。

上班族

上下班的交通環境汙染、職場環境的空調、工作須長時間緊盯 3C 產品、眨眼次數不足。

SOS

● 每隔 40-50 分鐘離開 3C，讓眼睛多休息、多眨眼。

● 多熱敷，每次 5-10 分鐘。

配戴隱形眼鏡者

因隱形眼鏡會從淚液中吸收水分。

SOS

● 乾眼症患者不宜長期配戴隱形眼鏡。

● 可選擇矽水膠、多孔性材料，增加透氧率。

● 戴隱形眼鏡不宜超過 8 小時。

更年期女性及 50 歲以上男性

女性朋友因更年期的荷爾蒙變化，男性多因淚

膜的退化、服藥，或其他疾病導致。

SOS

● 補充不飽和脂肪酸、深海魚油。

● 女性朋友不建議補充女性荷爾蒙。

自體免疫疾病患者

乾眼症是自體免疫疾病中的一環。

SOS

找免疫風濕科做全身性治療，使用如奎寧或類固醇等抗發炎藥物。

淚膜的分泌不足或分佈不均勻

我們的淚膜構造有三層，瞼板腺分泌脂質層，淚腺分泌水液層，結膜杯狀細胞分泌黏液層，這三層中任何一層有分泌不足或分佈不均勻的問題，都會產生乾眼症。

脂質層分泌不健全

形成眼瞼皮脂腺功能不良，例如：眼瞼炎、瞼板腺功能異常、眼瞼緣結疤。

黏液水液層分泌不足

● 先天性：

先天性無淚腺、家族性自主神經機能障礙。

● 後天性：

自體免疫疾病造成，例如：類風濕性關節炎、紅斑性狼瘡、血液疾病、內分泌失調、感染、受傷，或服用某些藥物。

● 黏液層分泌不當：

維生素 A 缺乏、化學藥品灼傷、慢性結膜炎、類天皰瘡。

● 淚液過度蒸發、淚膜分布不均勻：

眼瞼疾病造成眼瞼閉合不良，眨眼次數減少，
譬如長時間專心開車、一直看電視、打電腦、
長時間在冷氣房工作，或戶外強風、燥熱等
工作環境。

2007 年國際乾眼病專題研究會（DEWS 2007）
以分泌不足、過度蒸發，與環境及其他因素，分析
分類乾眼症的成因，包括了：

淚液分泌不足

● 修格蘭氏症候群
　　分原發性與繼發性。原發性為：乾眼＋口乾＋
　　自體免疫抗體；繼發性則為原發性症狀＋全
　　身性自體免疫結締組織疾病，如類風濕關節
　　炎或紅斑性狼瘡。

● 非修格蘭氏症候群

原發性與年齡相關的分泌不足所引起。次發性淚腺破壞，如腫瘤切除。結膜結疤導致淚腺分泌小管阻塞，如瘢痕性結膜炎，化學灼傷。此外，任何可能減少角膜表面敏感度的狀況，比如糖尿病、三叉神經受損、長期配戴隱形眼鏡、角膜感染或角膜手術、近視雷射等，也可導致淚液分泌不足。

淚液過度蒸發

瞼板腺功能失調，如長期瞼緣炎；眼瞼閉合不全，如化學灼傷；過度張眼、或正常但較大面積眼裂，如甲狀腺眼疾、凸眼症；眨眼次數減少，如巴金森氏症；藥物抑制皮脂腺活性，如青春痘用藥口服 A 酸。

環境及其他因素

抽菸、吹風、高溫、乾燥或空調環境、空氣不佳煙霧瀰漫，或有化學藥品及揮發物質的場所；長時間閱讀，使用電腦、手機、平板、看電視，或須向上凝視過久的工作。

造成乾眼症的重要因子

年齡

淚液分泌隨年齡增長而減少，乾眼症雖會發生於各年齡層，但超過 65 歲的年長者約 75% 會出現乾眼症的症狀。

女性荷爾蒙改變

更年期後的婦女，因為荷爾蒙間接使淚液分泌

減少；除此之外，懷孕婦女及使用口服避孕藥，皆有可能使淚液分泌降低。

男性荷爾蒙降低

會導致淚腺發炎和破壞，使淚液分泌減少。

自體免疫疾病患者

如患有類風濕性關節炎及甲狀腺機能異常，還有合併關節炎的「修格蘭氏症候群」皆可能影響淚腺分泌淚液的功能。

有砂眼或慢性結膜炎患者

因傷害到淚液分泌細胞，或阻塞淚腺小管，而導致乾眼症。

長期使用藥物治療者

臨床上某些藥物會減少淚液的分泌，造成或加重乾眼的程度，例如感冒藥、利尿劑、降血壓及心臟血管藥物如 β-blocker、抗組織胺、安眠藥、精神科藥物等，都會影響淚液的分泌。

長期配戴隱形眼鏡

因淚液分佈不均勻；眨眼次數減少，淚液過度蒸發；角膜感覺變鈍，神經回饋機制中斷；都會造成淚液分泌減少，而造成乾眼症。

屈光雷射手術術後

因角膜皮瓣掀開，切斷了角膜末梢神經，使得感覺變鈍，會產生短暫性 3-6 個月乾眼的症狀，有些患者甚至更長時間飽受乾眼症之苦。凡牽連角膜

的手術，諸如雷射近視手術、白內障手術、角膜移植等，皆有很高比例罹患乾眼症。

其他因素

瞼緣炎、維他命 A 缺乏，或化學性灼傷，以及顏面神經麻痺後之眼瞼閉合不全，眼睫毛倒插的患者都可能罹患乾眼症。

86% 的乾眼症
與瞼板腺功能障礙有關

　　淚膜是非常複雜的組織結構，天然淚液含有極豐富的營養成分與生長因子，滋潤著眼表；其中油質層的缺損常為大眾所忽略。油質層就像面膜一樣可以阻止淚液蒸發、提供潤滑以及穩定淚膜。

　　瞼板腺功能障礙是常見的眼部病變，可導致淚膜脂質層的品質及質量的改變，因此患有瞼板腺功能障礙的患者通常會有乾眼症的症狀與徵兆。通常眼科醫師在向患者解釋他們的乾眼症不舒服，是由於瞼板腺功能障礙所造成，絕大部分的患者乍聽之下，都會一臉茫然，狐疑「什麼是瞼板腺？」

　　瞼板腺位於上下眼瞼的內側，上眼皮有 30-40

個瞼板腺，下眼皮有 20-30 個。我們每次眨眼時，瞼板腺負責製造、分泌油脂，形成健康淚膜最外層的油脂層。

這層極薄的油脂，主要在防止淚液蒸發、增加上下眼瞼眨眼時的潤滑度與舒適感，油脂形成的油

◎ 透視圖顯示瞼板腺位於上下眼瞼皮膚裡面，在眼輪匝肌內側，其開口在皮膚與眼睛交界的眼瞼緣

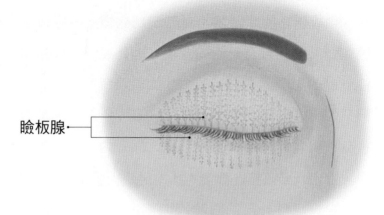

瞼板腺

膜，穩定整個淚膜層組織。試想一下，我們眨眼時，眼皮和眼球表面勢必產生摩擦，而眼睛是我們全身神經分布最密集的器官，如果沒有這層「潤滑油」，那麼每一次眨眼時勢必都是痛苦的折磨。

◎ 透過紅外線，清楚可見瞼板腺位於結膜內襯（紅外線攝影原圖應為黑白呈現）

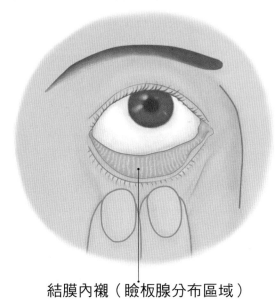

結膜內襯（瞼板腺分布區域）

　　過多的淚水蒸發容易刺激過多水液層分泌，水液層製造過多最終可能導致淚腺發炎，會產生乾燥感、灼熱感、眼睛疲勞和其他不舒服的症狀。

　　當瞼板腺生產的油脂變得混濁，變得更濃稠凝固，嚴重時結膜受到刺激，就會產生過敏發炎反應，眼球表面就會充血、眼睛乾澀，對視覺產生困擾。通常眼科醫師直接施壓眼瞼緣，往往可看到腺孔阻塞的情況，雖然這些現象被認為是正常老化的過程，但是乾眼症產生的影響遠大於此，視覺異常往往導致生活品質降低，造成情緒低落、憂鬱、失眠。

　　尤其是大部分臥病在床的老人家行動不便，長期阻塞的瞼板腺出口不但功能失調，導致瞼板腺萎縮；瞼板腺一旦嚴重失調或萎縮了，沒有油質層覆蓋的淚水不停蒸發，加上淚腺分泌的水液又過少，試想他們的乾眼症會有多麼嚴重！不少長輩還罹患

角膜上皮組織缺損、絲狀角膜炎，甚至有角膜潰瘍，這些臥床的年長病患不會自己護理眼瞼，我們需要關懷他們的眼瞼炎後遺症，以及在視覺問題上的嚴重性。

談到瞼板腺功能障礙（MGD），我想起一位企業界大老，或許是公司營運壓力使然，他長期服用抗焦慮和安眠藥才能入睡，偏偏這些藥物透過自主神經系統達到藥效時，也間接壓抑了淚腺的分泌。再者年紀大了，眼瞼邊緣都是一小顆一小顆的脂肪小粒，呈現嚴重的眼瞼緣發炎和瞼板腺功能障礙。

◎ 直接施壓於眼瞼緣處，可見油脂突出，形成顆粒阻塞瞼板腺出口，彌漫的油脂變得更為濃稠。油脂出不來，蓋不住淚水，淚水就一直蒸發

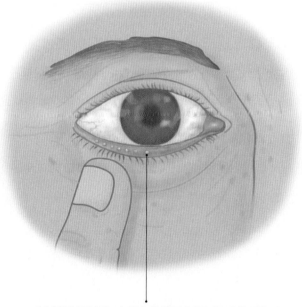

油脂特別突出形成顆粒阻塞瞼板腺出口

　　這位大老起初感覺眼睛無時無刻都是處在乾
澀、黏黏的、紅腫又痛痛的感覺中，先前每次看不
同的眼科醫師，他總是要求：「只要能改善，自費沒
問題，我只要最好的治療。」記得我第一次在門診
看到他，也許是乾眼症同病相憐，特別惺惺相惜，
當天也顧不得護理長的臭臉，硬是花了滿長的時間
努力傾聽他乾眼症罹病過程的點點滴滴，當下我赫
然發現該嘗試的各種治療乾眼症方式，他都做了。

　　包括熱敷眼睛、清潔眼瞼、大分子防腐劑瓶裝
人工淚水、無添加防腐劑單支人工淚水、免疫抑制
劑眼藥水、含生長因子血清藥膏、含生長因子自體
血清淚液、短中長效淚管栓塞、大直徑鞏膜鏡、環
孢靈乳劑、類固醇和四環黴素藥膏與口服藥片、補
充 Omega-3 必需脂肪酸……林林總總非常到位、也
非常專業。可是，乾眼症的痛苦，依然擺脫不掉！

　　也許是年紀大了，眼瞼清潔沒有到位，加上大

量且持續的抗焦慮和安眠藥物使用，精神上求好心切的強迫慾望，太多複雜的眼藥水交叉使用產生的副作用，種種治療依舊效果有限！之後他居然不慎罹患了角膜潰瘍，經過很長一段時間，我終於將其角膜潰瘍治癒而自然形成角膜疤痕。為此他還接受我的建議，飛到新加坡接受當時台灣尚未發展的「層狀角膜移植」。

　　這個醫案告訴我們：單純的乾眼症處理不當，竟然可以搞成這麼嚴重的後遺症，還差點失明。

乾眼症的類型

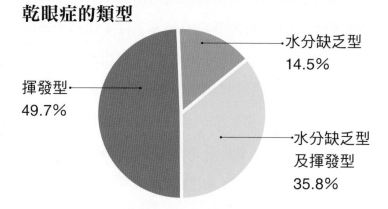

　　由以上圖表可知，86% 的乾眼症與揮發型乾眼有關，揮發型乾眼症的主要原因，就是瞼板腺功能障礙。根據調查，60 歲以上的亞裔人群中，瞼板腺功能障礙的發病率為 45% - 70%。

　　電子產品的普及，使得眨眼頻率變少，3C 族群中為數不少是瞼板腺功能障礙患者。眼瞼問題尚包括：眼瞼手術後、眼部打肉毒桿菌、睡眠時眼皮無法閉合，以及長期配戴隱形眼鏡、老年退化等等，很高比例都是瞼板腺功能障礙的可能患者。

年輕人引發瞼板腺功能障礙的原因

通常是由於缺少對眼瞼緣的瞼板腺出口，做適當的護理所造成的；特別提醒愛美的女性朋友們，使用各種眼部護膚與化妝品時（包括畫眼線、上睫毛膏、或植或貼假睫毛、或戴美瞳片等），一定要注意眼瞼、睫毛，尤其是眼瞼緣的清潔和護理。

◎ 長期不當使用各種眼妝，由於異物的刺激，
　導致瞼板腺出口阻塞、發炎，在眼瞼緣形成
　脂肪顆粒

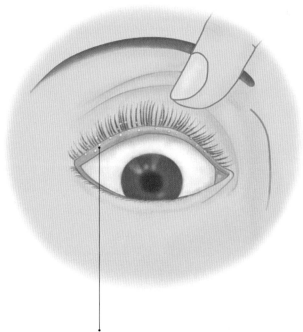

彩妝顆粒阻塞瞼板腺出口，眼瞼緣充血肥
厚，周邊毛細血管擴張

　　瞼板腺功能障礙的患者，易有不穩定的淚膜，臨床上常以淚膜快速破裂的特徵表現出來。通常患者會感覺瞬間痠澀灼熱、視力模糊，不自覺地想多眨眼一下。

　　淚膜的快速崩解，是因為脂質層微弱或缺乏，造成淚液快速揮發。淚液揮發過速將會導致一連串的不良反應，結果造成眼睛表面上皮細胞的損傷，患者眼睛不舒服的症狀變得越來越頻繁，且容易有視覺干擾的現象，下意識會想多眨眼，當淚膜重整之後，瞬間會覺得視覺好像變得清晰一點。

瞼板腺功能障礙的檢測

快速臨床問卷

　　第一線篩查工具，方便快速了解患者自覺乾眼症的嚴重度與頻率，存檔方便追蹤對照。

　　●最近眼睛怕光？被光線照射會想要避開？

- 眼睛發紅有血絲？

- 感覺眼睛乾澀？感覺眼睛疲勞，眼皮很重？

- 感覺眼皮黏巴巴？

- 有突然視力模糊，休息後又恢復的情況？

- 睫毛上有皮屑？

- 眼睛有灼熱、發熱感？眼睛有異物感，像是有小沙子？

- 最近突然不明原因流淚？

- 感覺眼睛癢癢的？感覺眼睛痠痠的？

- 眼睛有分泌物？

- 最近眼睛怕風？吹風想要避開？

油脂層厚度檢測

乾眼脂液檢查儀是用來檢測眼睛表面最外層油脂保護層的厚度，分析油脂是否足夠，同時記錄眨眼習慣，並拍攝瞼板腺體，了解瞼板腺體是否有退

化、萎縮現象。臨床上可配合瞼板腺熱動脈治療儀，由眼瞼內加熱、眼瞼外按摩，用以疏通瞼板腺，確保油脂分泌恢復正常。

瞼板腺構造評估

在裂隙燈下，計算瞼板腺開口數目，也可用紅外線攝影存檔，長期追蹤瞼板腺構造。

左圖為瞼板腺體的紅外線攝影，右圖為縱剖面（原圖應為黑白呈現）

◎ 健康且完整通透的瞼板腺

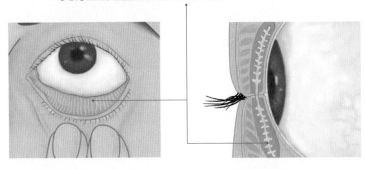

◎ 瞼板腺出口阻塞，後端逐漸萎縮消失

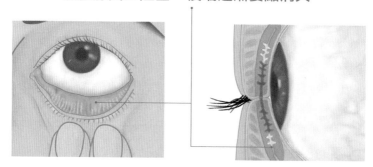

◎ 瞼板腺嚴重萎縮，無法分泌任何油脂

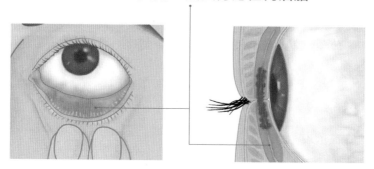

瞼板腺的護理

這些在我們的日常生活中並不難做到：

清潔

洗澡洗臉時，眼睛閉上，手指間或手掌心抹些肥皂水或洗面乳，輕輕地清洗眼皮與睫毛。建議使用專門的眼用消毒濕巾擦拭眼瞼緣，或用濕棉花棒自睫毛根部向上向下輕輕擦拭。

熱敷

在家可以用熱毛巾、熱水蒸氣，或各種眼部加熱儀器幫瞼板腺加溫，通常一次閉目熱敷十來分鐘左右即可。促使堆積在瞼板腺出口的油垢蒸發，加強瞼板腺體流暢地分泌油脂。

按摩

以食指、或中指、或無名指，單一指緊貼眼部皮膚，用指腹自眉毛下緣向睫毛根處移動，輕輕擠

壓淚腺與眼瞼部位，按摩過程約 5 分鐘左右。眼球
周邊按摩，應該在眼瞼清潔乾淨與熱敷之後施行。

◎ 在眼角（1）與上下眼瞼（2、3），沿著瞼板
　腺路徑向著出口處輕輕按摩，眼頭的鼻外側
　是多餘淚液排至鼻淚管的地方（4），可用手
　指 360 度輕或稍重施壓按摩

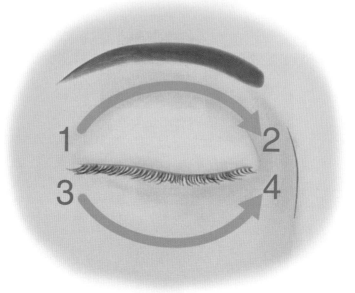

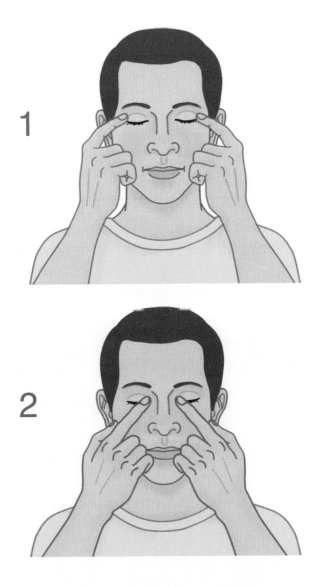

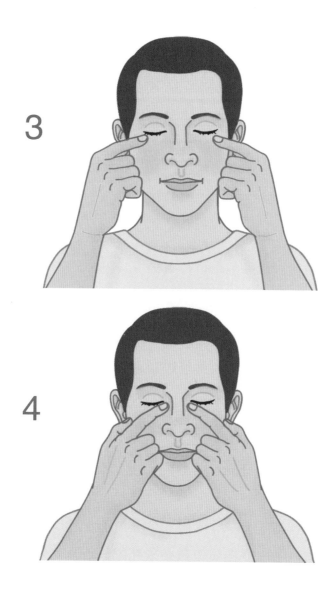

　　除了提醒民眾使用 3C 產品時要適度休息、勿過度用眼，以及適度的護眼營養補充（譬如高純度魚油 Omega-3）之外，應避免誤聽謠言，使用錯誤的護眼方式。

　　曾經被炒作過的所謂「眼球操」，宣稱只要把眼睛左右轉動幾下，一下子看得又遠又近，就能活化眼睛、提升視力，甚至改善近視、乾眼症、白內障與青光眼等問題。

　　一項系統性回顧眼球運動的研究，發現這些眼球運動並沒有什麼效果，有些錯誤做法反而會更傷眼，不應隨意嘗試。

　　眼球是十分脆弱的，不論是用手或任何眼睛按摩器，應注意按摩位置必須在眼眶四周，不能直接

施壓在眼睛上，而且按摩的頻率與力道不可過大。臨床上，因眼睛疲勞而按摩，結果造成眼表出血、白內障、視網膜剝離的狀況時有所聞。

瞼板腺功能障礙的治療

瞼板腺開口的油垢堆積，必須先行清除，以增加治療效果，譬如使用棉棒、吸油面紙等等；眼科醫師會使用高爾夫球棒型顯微刮刀（Debridement），施行髒汙角質和油脂的清除。

瞼板腺熱能震動儀

可放入眼瞼內後直接將熱能導入瞼板腺，去除沉積的固化腺體，熱能可以快速有效率地活化腺體，排除液化或固化的阻塞。不過這是一種特殊的

治療儀器，必須由眼科醫師操作，患者無法自行居家理療。

　　熱能震動儀能夠從腺體底部，向開口處溫和地施加壓力，清除腺體開口處堵塞物與死去的細胞，整個過程可將堵塞腺體的混濁物清除，維持瞼板腺的健康與功能，更重要的是避免老年退化的瞼板腺造成萎縮。一旦瞼板腺老化萎縮，便沒有油脂產生，覆蓋不住水液層，角膜將快速乾燥，產生的後遺症不堪設想。

脈衝光乾眼治療儀

　　使用脈衝式、高強度的寬譜光，能封閉眼瞼周圍異常毛細血管，活化瞼板腺腺體功能，減輕瞼板腺發炎反應。

　　門診有位李先生，每個月從桃園觀音來，他的瞼板腺功能障礙非常厲害，每個瞼板腺出口都被濃

稠的分泌物阻塞，我用不同的高爾夫球棒型顯微刮刀幫他清除油脂時，他每次都是疼痛難耐，堆積在瞼板腺底部出口的油垢都是黃黃的、一坨一坨的，看起來非常可怕，顯示瞼板腺嚴重發炎，導致瞼板腺液阻塞不流通，有瞼板腺萎縮的疑慮。

　　曾經服用四環黴素藥錠的李先生，也擦過四環黴素眼藥膏，可惜都效果不彰。

　　目前我正安排他使用脈衝光治療儀器，幫助瞼板腺清除阻塞沉積、有效率地活化腺體，並建議他使用油脂加強型人工淚液，截至目前為止的治療效果，李先生頗為滿意。

瞼板腺功能障礙的居家生活照護

- 做好眼瞼清潔衛生。
- 遵從醫囑，多做熱敷。
- 定期回診，讓醫師清潔瞼板腺出口的油垢。

- 溫和按摩眼瞼。

- 營養補充，適當補充魚油 Omega-3 脂肪酸。

- 使用油脂加強型人工淚液。

- 依醫師處方，合併使用抗發炎藥物。

第二章

不要對人工淚液
有過多期待

水＋化學製劑＝人工淚液

2007 年，國際乾眼病專題研究會（DEWS guideline）對人工淚液的治療準則建議：人工淚液是所有乾眼症患者都應該選用的第一線治療方式。但如何正確選用有效的人工淚液對乾眼症患者來說，是相當重要的。

健康的眼表與淚膜，應該是完整沒有破損，表皮細胞在等張的環境下富含水分，始終維持最佳的舒適度。一旦分泌淚液的組織或細胞產生障礙，淚膜的質或量便會受到影響，造成臨床上乾眼症的狀況。

基本上傳統人工淚液的主成分是：水＋活性成

分＋賦形劑＋防腐劑。近年來因為藥廠的 PIC/S、cGMP 製造規範日益嚴謹，傳統臺灣藥廠自製的人工淚液已經越來越少見。

人工淚液的活性成分，保濕潤滑劑

保濕潤滑劑通常是聚合物，具有保濕潤滑效果與較強的黏膜附着力，如羧甲基纖維素（CMC）、聚乙二醇（PEG）、丙二醇（PG）等等，可以提供眼表長效保濕的作用。

活性成分的好處是：

理想的黏膜附著能力，類似於黏液層的特性，提供長時間的舒適與保護；可與角膜結膜的表面結合，達到保護細胞的作用，有效留住水分，並提供潤滑作用。

賦形劑

　　在藥劑學中，除了主成分外，其他的都稱為賦形劑。新一代人工淚液除活性成分外，廠商通常會在賦形劑上作文章，添加額外的成分，譬如訴求維持淚液的滲透壓、或增加淚液的濃稠度、或增添玻尿酸等等；此外就是加強型人工淚液，強調脂質層的保護。如果最基本的傳統保濕用人工淚液，一天最多點了 4 次之後，仍無法舒緩乾澀現象，除了請醫師檢查之外，建議使用新一代的人工淚液，保濕效果會更好。

　　接受過近視雷射手術或是白內障手術的患者，要注意眼睛的保濕，使用新一代人工淚液效果很好。對於配戴隱形眼鏡的朋友，有的產品戴著隱形眼鏡時可以點，有的則不行，建議務必詢問眼科醫

師或詳看使用指引。

　　人工淚液是所有乾眼症患者的第一線用藥，用來作為潤滑劑，人工淚液有眼藥水、凝膠、眼藥膏等劑型，但是到目前為止，市面上的人工淚液，畢竟都無法做成和人體的淚液成分一樣。一般而言，眼藥水適合於白天時間使用，凝膠多少會造成短暫視力模糊，為怕影響工作，通常與藥膏都只用在晚上休息時或臨睡前使用。

　　如果覺得眼睛乾澀，便狂點人工淚液來滋潤一下，充其量，只是暫時性看似有補充水分，來滋潤眼表，但是你想過嗎？天天點、時時點，人工淚液內含的防腐劑所引起的副作用，你一點都不在乎嗎？

保養，不是多用一點，就多一分保障

　　眼藥水一般來說分兩大類，一類是需要醫師處方的治療用眼藥水，另一類就是我們可以在藥妝店隨處買得到的保養用眼藥水。我們常常會被『保養』這兩個字所迷惑，以為多用一點，就多一分保障，其實這類眼藥水還是有其他藥物成分，並不是點越多越好。

　　受大家喜歡的某些日本眼藥水，除了有清涼效果外，含有的血管收縮劑成分，號稱有退紅的效果，能暫時讓眼睛的血絲看起來不那麼明顯；但若長期使用，會讓眼睛血管呈現彈性疲乏，紅眼的情形反而會益發嚴重。含有類固醇成分的眼藥水，對於某些乾眼症患者具有良好的消炎功效，但是必須在眼科醫師的監測下使用，並隨時留意眼壓變化，以免罹患青光眼。

　　目前乾眼症的第一線藥物治療仍以人工淚液及眼藥膏為主。人工淚液有分含防腐劑和不含防腐劑兩種，眼睛較敏感的人，最好選擇單支包裝、不含防腐劑成分的人工淚液。

　　人工淚液在劑型選項上，可分為「水狀」或「黏稠度較高」兩種。黏稠度高的是脂質加強型人工淚液，能在眼球表面維持較長時間的穩定度。至於眼藥膏的選擇，若是晚上使用人工淚液，仍然無法達到預期效果的患者，加點濃縮型凝露則具有補強的作用。但對於病情較嚴重患者，可能需要處方藥物如環孢靈（Cyclosporine）眼用乳劑來做積極的消炎治療。

人工淚液的防腐劑，對眼表有直接損傷

　　為了穩定人工淚液的性能，與較長時間不被外界微生物汙染，一般瓶裝的人工淚液都會加入防腐劑。

絕大多數的人工淚液、眼藥水、眼藥膏，在製作過程為了穩定其中化學物質或藥物的性能，避免長時間被外來微生物所感染，都會加入防腐劑。這些成分會直接影響到眼睛的淚液成分，對眼表會直接造成損傷。

　　如果長時間、頻繁使用人工淚液，這些防腐劑成分可能會直接影響眼睛自然的淚液成分，也可能會改變眼球表面的微環境，破壞眼表結構，使原本緊密連接的上皮細胞結構發生改變，出現角膜上皮脫落、缺損，糜爛；一旦細菌侵入，嚴重者可能導致角膜潰瘍、有失明之虞。

　　伍小姐是公司行政主管，工作上離不開電腦，一整天下來常會覺得眼睛很乾很澀，久而久之以為自己得了乾眼症；加上近距離、長時間盯著螢幕，電腦畫面的快速跳動，使得她的眼睛調節功能失常，時常感到眼睛非常疲勞。

　　伍小姐自行就近在西藥房購買人工淚液來點，誰知開始還管用，後來就不行了，情急之下越點越頻繁，甚至連戴著隱形眼鏡時也拚命地點。她眼睛越來越有異物感，乾澀感也越來越嚴重，還出現畏光、刺痛、流淚等症狀，視力也越來越差。伍小姐慌了，趕緊來眼科門診求治，我告訴她：「幸好妳來得及時，一旦眼球表面的微環境改變了，眼表結構就會破壞。戴著隱形眼鏡點藥水，鏡片吸收防腐劑的濃度是倍數增加，長期下來角膜的上皮細胞就會損害，視力也會跟著模糊。」我一再叮嚀她：「有症狀一定要請眼科醫師檢查診斷，不要自己購買人工

淚液亂點，結果往往只會延誤病情！」

　　讀者朋友們，您是否也有常到西藥房購買人工淚液的習慣？看了伍小姐的就醫過程，您是否有所省思呢？

淚膜的高滲透壓
是乾眼症重要關鍵之一

　　傳統人工淚液，以表層潤滑來改善淚膜不穩定現象；而新一代的產品，譬如加上滲透壓保護，來降低淚膜滲透壓升高所造成的傷害，或是用增稠劑維持更長的眼表停留時間，或是添加玻尿酸強調保濕潤滑的舒適感；目前最新的「加強型三效合一」劑型，則用來改善脂質層不足而導致的眼表不舒服感。

　　乾眼患者因缺乏淚液滋潤，所以淚膜的滲透壓會比正常人高些，因此人工淚液通常會製作成低滲透壓、或等滲透壓劑型，以改善不正常的高滲透壓。因此，近年來滲透壓的保護作用一再地被強調。

　　細胞在等張的環境下，應該是富含水分而健康地生存著；但是當細胞處在低張的環境下時，因為水分不斷地從細胞外進到細胞內，會導致細胞脹破。反過來說，當細胞處在高張的環境下時，細胞內的水分會不斷地移動到細胞外，會造成細胞因內部缺水而受到傷害，甚至死亡。

　　近年對於乾眼症的基礎醫學研究，確認淚膜的高滲透壓是乾眼症的重要關鍵元素之一，原因是當淚膜的含水量降低，鈉與鉀等溶質濃度升高會導致淚膜的滲透壓升高，會進一步破壞淚膜與眼表細胞間的等張平衡關係，因而造成細胞脫水，使得結膜杯狀細胞密度降低，角膜肝醣減少，角膜上皮細胞的型態與生化性質接著改變。

簡單來説，乾眼症的形成起因於：

涙膜含水量降低 → 涙膜滲透壓升高 → 涙膜與
眼表細胞間的等張平衡受到破壞 → 細胞脱水。

新一代的人工淚液

　　一種有機化合物，稱為「相容性溶質」，可以進
到細胞內，成為細胞質的溶質，用來平衡水分，藉
以幫助細胞對抗高鹽或高醣的環境，讓細胞得以健
康生存。已知的相容性溶質包括兩大類：「胺基酸」
與「醇類」，某些新一代人工淚液中，也包含了胺基
酸中的左旋肉鹼（L-carnitine），與醇類中的甘油
（Glycerin）、赤蘚糖醇（Erythritol）。

　　甘油是可由眼表上皮細胞吸收的小型非離子性

分子，會在細胞承受滲透壓時提供保護，能恢復流失的細胞體積並保護細胞。左旋肉鹼與赤蘚糖醇，則可分布於淚液與細胞內液，防止高張性淚液造成細胞受損的可能性，因此可以提供保護，對抗滲透壓。

增稠劑是另一種具專利成效的訴求，其中瓜爾膠（HP Guar）具專利成分，為可溶於水的多醣類，在淚液中可形成凝膠狀的型態，模擬人體淚液的黏液層功能，與硼酸鹽（Borate）結合後能形成網狀鍵結，提高人工淚液的黏度。

談到保存劑，就是所謂的防腐劑，大家都知道所有的瓶裝眼用藥水都含有保存劑，而單支包裝的則不含保存劑。因此這個部分，所針對的是瓶裝的人工淚液，各廠的保存劑都不同，包括 Purite、Polyquad、Sodium Perborate、Certimind，以及 BAK（Benzalkonium chloride）。其中 BAK 最常見於一般

的眼藥水,長期使用的話,是會對細胞造成毒性的。

　　各種保存劑各具特色,也都是各廠牌的專利。Purite 是氧化型的保存劑,在避光儲存時可以有效抗菌,而在離開藥瓶後,一遇到光便會立刻分解成水和氯化鈉;它在眼表不會造成任何的殘留,非常地安全與溫和,不會對角膜細胞造成衝擊。Polyquad 則是大分子量的保存劑,對角膜上皮組織幾乎不造成傷害,長期點用安全性高。

脂質加強型人工淚液

　　有位 78 歲的老太太,幾年前做完雙眼白內障手術,術後一直為乾眼症所苦,她一直抱怨雙眼總是紅腫、乾澀、刺痛。經檢查後發現,三不五時會有角膜上皮組織的點狀發炎,眼瞼呈現典型的瞼板腺功能障礙;老太太很講究體面,天天護理眼瞼,清潔得很乾淨,也勤勞地使用熱敷式眼罩。我告訴她

要換點「加強型含油脂成分」的人工淚液，雖然剛
點的當下老太太會有些微刺刺的不舒服，但是淚液
內的油脂會浮在淚膜前，保濕潤滑效果不錯。

包覆油脂的技術，是加強型人工淚液的特點

相較於健康的淚膜，治療前乾眼症患者的淚膜
是非常不穩定的，而且淚液中的蛋白質、黏液與電
解質平衡的狀況均遭到破壞。脂質層受到破壞，會
導致淚液蒸發過快；而黏液層的功能破壞，則會造
成眼表乾澀的現象。

目前最新的加強型人工淚液，具備了強化脂質
層、深層保護，與表層潤滑的三效合一，可達到最
周全的全方位保護。有關脂質層的強化（lipid-layer
enhancement），各家藥廠的訴求與專利皆各有所
長，各家的專利成分主要都是用來補充淚液中的油
脂層。

最佳化的加強型人工淚液效果

基本上需達到以下這些效果：

● 不僅快速潤滑眼表，並能保護眼表角膜細胞免於高滲透壓的傷害。

● 加強淚膜的脂質層，幫助降低淚液過度蒸發現象。

● 相較於市售的油性人工淚液，加強型人工淚液的特殊製劑技術，大幅降低成分中的脂質含量。

● 不同於其他的油性人工淚液，加強型人工淚液的精進技術使脂質能在瓶內保持穩定，任何時間都無須搖勻即可使用。

所有的油性人工淚液在點用時，務必需先取下隱形眼鏡，方可點藥；待 5-10 分鐘後，可將隱形眼鏡戴回。

造成眼睛表面不夠濕潤的原因

每次眨眼時，正常狀況下都會持續產生新的淚液，讓眼睛保持濕潤、健康與舒適。乾眼症是質與量都受到影響的毛病，會使眼睛表面受傷，感覺很不舒服。好的人工淚液可形成彈性保護膜，在每次眨眼時重新修復淚液層，幫助眼球表面潤滑，保護乾澀的眼睛，改善乾眼症的不適感。與其人云亦云、道聽塗說地去自行購買人工淚液，建議還是先諮詢眼科醫師，讓他的專業知識來幫助改善乾眼症

的不適。

理想的人工淚液

- 具有微鹼性的酸鹼值，不會對眼睛造成刺激。
- 濃稠度要與健康的淚液相當，最好是比淚液的張力略低。
- 要含特殊高分子聚合物，維持此「類淚膜」一定的厚度，方可潤滑眼球，使水分均勻分布於眼睛表面。
- 必須是無菌、不含防腐劑、或是刺激性較小的防腐劑，最好選擇不含防腐劑的人工淚液。

人工淚液的選擇

通常眼科醫師在為患者選擇適合他的人工淚液時，會考慮的因素包括：

- 潤滑保濕程度？

- 保存劑的毒性對於結膜角膜細胞的傷害程
  度？
- 對患者生活品質的改善，是否減少眼睛的燒
  灼刺痛感或眼乾症狀？
- 對角膜結膜保護程度，是否可以減少死亡結
  膜角膜細胞的螢光染色？是否可以增進結膜
  角膜細胞修復？療程中是否可以使結膜杯狀
  細胞重新生長？
- 可否用於特殊患者？例如白內障、青光眼、
  視網膜手術或近視雷射？常規的類固醇及抗
  生素治療以外，是否可以增進淚膜穩定性，
  並減少角膜細胞的受損？
- 可否用於配戴隱形眼鏡的當下？
- 油質層的保護效果如何？

使用人工淚液要注意瓶內內含的防腐劑成分，例如長期點用 BAK（Benzalkonium chloride）會造成角膜結膜上皮細胞的破壞與壞死。

　　有些防腐劑毒性較少，例如亞氯酸鈉（Sodium chloride）點藥後眼睛接觸紫外線會分解為水和氯離子；過硼酸鈉 (Sodium perborate) 接觸淚液後轉化為水和氧氣。這也是為什麼使用含防腐劑的人工淚液，應該選用防腐劑毒性較少成分的原因。

　　若合併其他眼科疾病而同時使用其他眼藥水，例如青光眼眼藥水、抗生素或類固醇眼藥水，也要注意瓶內內含的防腐劑，避免防腐劑過量。對於眼睛表層細胞本來就不好的患者，或者長期每天使用人工淚液的次數為 4 次以上者，最好使用單支包裝、不含防腐劑的人工淚液。

近年來，各種智慧型人工淚液訴求各有不同：

● 不含防腐劑的藥膏型，體溫可液化成保護膜。

● 含玻尿酸成分的人工淚液，可提高保濕作用，
　長效保持眼睛和配戴隱形眼鏡時的濕潤。

● 單支包裝的人工淚液完全不含防腐劑，所以
　最怕打開後沒用完又捨不得丟，容易遭微生
　物汙染，所以開封後即使用不完，也要當日
　丟棄。

裝在瓶中的人工淚液產品，原則上都含有防腐
劑，使用時要注意藥瓶開口不可接觸到眼球表面，
以免整瓶人工淚液遭受到汙染。

對人工淚液，不能有過度期待

人工淚液畢竟不等於自身的天然淚液，沒有任
何養分和抗體，不能抵抗外來的細菌，也不能滋養
眼球。只能覆蓋在眼球表面作為保護層，達到保濕

作用，無法提供全方位的保護作用。

乾眼症和身體健康是息息相關的，乾眼症最好的治療方法不是用人工淚液或是藥物治療，而是減少 3C 的使用時間，並維護身體健康和控制三高來改善血液狀況，保持淚液健康，才是根治乾眼症最好的方法。

使用 3C 產品時，建議每小時就休息 5-10 分鐘，休息時盡量能慢慢眨眼，多做幾次，避免淚液過度蒸發，也可減少乾澀不適的感覺。最重要的是透過日常保養、多喝水，讓雙眼休息，才是讓雙眼水汪汪的根本之道。

客製化的淚液替代品
自體血清眼藥水

有人說「淚液就是沒有紅血球的血液」，從某種角度而言，其實這樣的說法並不誇張；血液有抗體及微量元素等營養成分，而淚液與血液的成分確實很類似。

血液裡除了紅血球，還有白血球、血小板，以及各種酵素、養分和抗體，對人體具有一定的保護力。淚腺分泌淚液，而淚腺由血液的營養供給，因此血液不健康，連帶淚液品質也會受到影響。

自體血清眼藥水

Fanny 是 27 歲身材高挑、容貌亮麗的職業模特

兒，平常眼妝很濃，植有假睫毛，長期配戴隱形眼
鏡，也經常使用散瞳片與變色片。歷經幾次的角膜
上皮組織受損，角膜表面變得有些不平整，淚液不
易平整光滑地覆蓋在眼球表面，導致嚴重的乾眼症
狀。

　　因光線無法聚焦，視力模糊不清，在鎂光燈下
常常非常畏光，無法睜開眼睛，老板頗有微詞。依
照一般治療流程，建議她停戴隱形眼鏡，乖乖地戴
上框架眼鏡，加上一段時間的人工淚液與類固醇藥
物治療，可惜並沒有獲得良好改善。後來我建議她
採用「自體血清」療法，也就是幫她抽取她自己的
血液，分離出血清做成眼藥水來點用，爾後乾眼症
狀與畏光現象方才慢慢好轉，角膜上皮也沒有反覆
性的發炎現象，不再覺得眼睛乾澀，角膜也恢復了
健康。

　　自體血清之所以有效，在於它的成分與我們天

然的淚液在分子生物學上極為類似，內含免疫球蛋白、維生素、細胞激素、溶菌酶、電解質、蛋白質、脂肪，以及眼球表面所需要的生長因子等，這些都是人工淚液中所沒有的滋養成分。乾眼症的致病機轉在於炎性反應與高滲透壓，自體血清內含的這些滋養成分，理所當然地有助於降低炎性反應。白體血清的酸鹼值和滲透壓幾乎與自己的淚液雷同，也不含防腐劑，不會因此而造成毒性傷害，也因為取自患者本身，不會有過敏反應。

　　許多傳統治療方式仍無法治癒的眼表疾病，不管是嚴重的乾眼症、受傷後或手術後的角膜上皮細胞癒合不良、反覆性角膜上皮組織糜爛等等，臨床上自體血清眼藥水均被證實是一種安全有效的治療方法，可以用來取代淚液，加速病灶的復原。

◎ 用離心機離心，血液中凝固的部分會與一些
　清澈淡黃色的液體分離，這就稱為「血清」。
　若添加抗凝血劑，可得白膜層（內含白血球
　與血小板）與紅血球，上層淡黃色液體，稱
　為「血漿」。添加激活劑，經二次離心，促
　使血小板釋出大量生長分化因子，稱為富含
　血小板血漿（PRP）

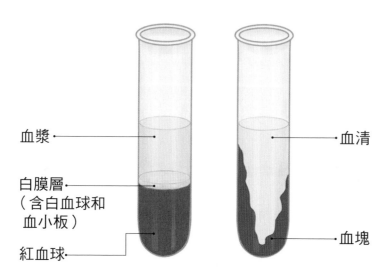

血漿

白膜層
（含白血球和
　血小板）

紅血球

血清

血塊

加抗凝血劑　　不加抗凝血劑

使用自體血清，必須自費購買不含防腐劑的人工淚液或眼用生理食鹽水（BSS），抽血後等待血清製備後加以稀釋，過程約需兩小時。每次製備後的血清，可以冷凍保存3-6個月，所以患者可以不必太過頻繁抽血。自體血清眼藥水必須自己點用，點完後一定要放回冰箱冷藏庫保存，以免受到病菌的汙染。

自體血清眼藥水使用時注意細節

- 血清製備前是否有做完整的血液功能檢查？
- 血清製備時是否保持無菌狀況？
- 是否確保沒有添加防腐劑？
- 製備後的保存期限？

● 是否確實放置於冷藏狀態？

● 如何避免汙染？

這些製備過程攸關眼睛的健康，每一處細節都不可以忽略。

血小板的小兵立大功

長久以來，很多人以為血小板只是在止血的過程中擔任一個角色而已，一直到上一世紀的最後十年，生物科技的不斷創新研發，才逐漸揭開了血小板的神秘面紗，展露出其不為人知的一面。

原來血小板具有調節人體內代謝、幫助組織修復、加速燒燙傷癒合的功能。尤其是在骨科、整形外科和脊椎外科的領域，已經有很大的應用空間。這些重大發現逐漸顯露血小板不可估量的醫療效果。

當我們身體組織受傷時，血小板會很快地聚集在傷口附近形成血塊堵住傷口，發揮止血功能；血

小板還有另一重要功能，就是幫助我們促進組織的修復與癒合。在正常狀態下，血小板的外形像是平滑的小圓盤，當它被激化時，外形就變成了海膽的樣子，上面長滿了很多突起小刺。

生長分化因子

這時候內部的誘導物質，會因為血小板的破裂而釋放出來，開始刺激微血管生長，這些物質就是所謂的「生長分化因子」。這些生長因子在傷口癒合時，可促進細胞的增生、移動、分化，以及膠原蛋白合成、和血管新生的作用。臨床上，手術後加入血液萃取的富含血小板血漿（Platelet-rich plasma, PRP），被認為有促使組織再生的作用。

近年來，許多學者針對幹細胞做深入的研究，證實了骨髓間質幹細胞的細胞膜上，有生長分化因子的接受體。當這些誘導物質和幹細胞的細胞膜上

的接受體結合後，會促進幹細胞分化、數目增加，
同時刺激誘導幹細胞成為骨骼結締組織的先驅細
胞、產生類骨，也會刺激血管新生。

血小板的角色不再單是封阻傷口，發揮止血的
功能而已，還能釋放一些物質誘導幹細胞，促進骨
組織再生，加速軟組織癒合和骨組織再生的能力。

「血漿」和「血清」

血液佔人體總量 8%，是由血漿和血球細胞組
成。

血漿

血液經過抗凝程序處理後的全部血液是「全血」，離心除去血球細胞後所得到的淡黃色液體就是「血漿」。

血清

如果血液不經抗凝程序處理，而自行凝固後，血液會自動在凝血因子的作用下發生凝集。血液凝固，經過一段時間或用離心機離心，血液中凝固的部分會與一些清澈淡黃色的液體分離，這些液體就稱為「血清」。

換言之，血漿和血清的差別，在於血清是凝固過的血漿，已經除去了大部分的參與凝固的特殊蛋白。餘下的血清部分，仍包含著血漿內的大部分元素，如葡萄糖、白蛋白、膽固醇與尿素氮，以及眾多的離子如鈣、磷、鈉與鎂，亦含有維生素、許多激素與生長因子。

　　血清與血漿從表面上看似乎沒有什麼不同，但其內在的主要區別，是血清中不含纖維蛋白原，是未經抗凝處理血液自然凝固所得到的。基本上血漿含有凝血蛋白，血清則無。所以要分離血清，只要抽血完自行凝血後所剩的東西即是。血漿是血液除去血球細胞後的成分，內含血漿蛋白（蛋白、球蛋白、纖維蛋白原）、脂蛋白、無機鹽、氧、激素、酶、抗體，和細胞代謝產物；血球細胞則內含紅血球、白血球和血小板。

　　從血液中取到足夠的富含血小板的血漿（PRP），是利用特殊離心法，把全血分段離心而得到的血漿，裡面蘊含相當多的血小板。以一般人而言，每毫升的血液中平均有二十萬個血小板。但是以特殊離心法分離出的 PRP 中，在每一毫升中至少含有一百萬個血小板。美國哈佛大學醫學院血液研究中心主任凱翊博士（Dr. Kevy）證實血小板被激化後，

所釋出的生長分化因子的量和血小板的量成正比關係，也就是說血小板的數目越高，釋出的生長分化因子也越多。

人體組織工程包括三大部分：細胞、間質，以及生長分化因子。其中生長分化因子居誘導和調控的角色，對細胞的分化、間質的分泌都有決定性的影響。雖然血液在體內無時無刻都在循環著，供應養分、置換廢物，血小板也隨著血液流動遍布全身，但人類對生長分化因子的了解與認知目前還是非常有限。

自體 PRP 眼藥水

理論上，嚴重的乾眼症與無法治癒的眼表疾病，角膜上皮組織細胞的缺損，需要生長分化因子來執行組織修復。自體血清所內含的生長分化因子，絕對沒有富含血小板血漿（platelet-rich plasma,

PRP）豐富，但是可以預見 PRP 眼藥水的備置過程，也絕對比自體血清眼藥水要來得複雜許多，至少添加的抗凝血劑與激活劑，是否對角膜無害，需要通過嚴格的臨床驗證。

多年來臨床應用上證實，自體血清眼藥水與天然淚液的成分與特性上非常類似，是客製化的淚液替代品；PRP 眼藥水的酸鹼度、與滲透壓等物理生物化學的特性，及其臨床功效，則尚待更進一步的探討；但是其富含血小板激活之後所釋出相對大量的生長分化因子，在未來對某些眼疾的治療研究上，必然有一定程度的發展空間。

第三章

唉，乾燥症

自體免疫疾病
修格蘭氏症候群

　　在診間，成小姐自訴：「我是修格蘭氏症候群患者，唾液腺發炎讓我口乾舌燥；陰道的乾燥，導致我陰道常發炎、性愛時異常疼痛。除了局部治療之外，我定期服用一種腺體分泌刺激劑（愛我津Evoxac®），症狀多少獲得緩解。但我同時患有紅斑性狼瘡與退化性關節炎，長期使用類固醇、雄性激素與奎寧，目前在 X 大醫院持續治療中。我曾經因視網膜血管發炎，導致玻璃體出血與青光眼，做過眼科手術。」

　　淚腺發炎，導致成小姐乾眼症狀極為嚴重，乾眼症所帶來的生活不便實在是很難以想像，初期眼

睛乾澀刺痛，偶爾點點藥水藥膏、熱敷一下、略做休息，可以舒緩一些；可是隨著症狀逐漸嚴重，點藥水次數越來越多，效果卻越來越差。

「曾有醫師建議我試試淚小管栓塞，不見效後，接著做手術永久阻塞淚管，也仍然於事無補。長期以來我總是無法好好地睜開眼睛看看東西，整天眼睛紅紅腫腫的，多年來眼科醫師也都束手無策，我簡直難過到了極點，不知道該怎麼辦？」

乾眼症的症狀，讓成小姐常常眼睛出血性泛紅，家人和同事看了都很擔心。也曾有眼科醫師建議她使用含有玻尿酸的人工淚液和凝膠，來舒緩紅腫、脹痛、痠辣、乾澀的感覺。

「可是，他們從來沒有根治過我每天眼睛的不舒服。」成小姐很氣餒、很沮喪。

在接受瞼板腺脈衝光治療後，透過神經迴路的刺激，促使已經嚴重損毀的淚腺與瞼板腺多少恢復

些許功能；再加上天天點自體血清眼藥水，因乾眼症所帶來的角膜上皮組織損傷得以修復，成小姐乾眼症的不舒服也終於得到了緩解。

　　談到乾眼症的診斷與治療，就如成小姐一樣，絕對不能忽略修格蘭氏症候群（Sjogren's syndrome）。這疾病可影響任何年齡層的人們，臨床上主要是侵犯 40-55 歲、停經期前後的女性，女男比約 9：1，一般認為修格蘭氏症候群盛行率，接近人口的 1%。

　　修格蘭氏症候群又稱為乾燥症候群，是一種自體免疫系統失調的疾病，是人體的外分泌腺，被自己的免疫系統慢慢摧毀，尤其是淚腺與唾液腺，因此患者經常有口乾、眼乾、鼻子乾、喉嚨乾、陰道

乾、皮膚乾的狀況。具統計，全世界大約有1%~2%的人口罹患此症，通常好發於更年期前後的女性，但男性也有人罹患。

它是全身性的自體免疫疾病，可侵犯全身多樣組織與器官（例如皮膚、神經系統、關節、肺臟、肝膽腸胃等）；許多其他的自體免疫疾病（如全身性紅斑狼瘡、類風濕關節炎、自體免疫甲狀腺炎、硬皮症、原發性膽道硬化症等）也會合併此症。

一般認為與遺傳及環境因子（例如：病毒感染）有關；修格蘭氏症候群是自體免疫疾病，身體的免疫細胞（淋巴球）錯誤地去攻擊自身的組織、造成組織器官功能異常。一般而言，血液中可檢測得到「自體抗體」如：抗 SSA 抗體、抗 SSB 抗體等。

例如：免疫細胞攻擊產生淚液的淚腺，造成眼

乾；攻擊產生唾液的唾液腺，造成口乾；攻擊產生
潤滑液的陰道腺，造成陰道發炎；攻擊肺臟造成間
質性肺炎等。除此之外，患者也可能出現關節炎
等，甚至侵犯到其他內臟器官，特別是肺臟、胰臟
及腎臟。

臨床表現主要以口乾症及乾眼症為主

原發性修格蘭氏症候群的病程發展比較緩慢，
而且經常合併有焦慮、交感神經異常或是停經後症
候群的表現。

乾眼症

早期症狀以眼睛乾澀、有異物感、發癢畏光、
紅腫熱痛為主。晚期有些患者會發生角膜潰瘍或感
染，因而視力受損甚至失明。

快速檢測自己的乾眼症狀是否很嚴重

- 眼睛乾澀、刺痛、發癢、發紅。
- 眼睛有灼熱感。
- 眼睛疲勞。
- 感覺眼睛有異物，但經醫師檢查根本沒有。
- 眼睛出現黏稠的分泌物。
- 眼睛相對是乾的，但會補償性分泌水分，反而造成經常流淚。
- 對光線十分敏感。
- 視線模糊。
- 難以在夜間駕車。
- 戴隱形眼鏡時感到不適。
- 自覺經常眼乾超過 3 個月。
- 常需使用人工淚液來緩解眼睛不適。

檢查方式以一小塊無菌濾紙，輕輕地插入到眼球與下眼瞼之間的間隙，5 分鐘後測量濾紙被淚水

濕潤的程度，若至少有一眼為小於或等於 5mm 被淚水浸濕，即為異常。淚液分泌檢查（Schirmer test）為陽性。

口乾症

初期會有食不知味、火氣變大的感覺，隨著症狀加劇，有的患者會吞嚥困難。口腔乾燥也會導致牙周病變、增加口腔念珠菌感染的機會；嚴重的話，有味蕾萎縮及牙齦萎縮的現象，少數患者甚至罹患慢性食道炎。也有因為合併耳咽管分泌量減少，導致內耳不平衡，而有暈眩症狀。

口乾症的自我檢測

●最近容易口乾，需要常喝水？　□是 □否

●嘴巴內常覺得黏黏的？　□是 □否

●因為太過口乾，常從睡眠中醒來？　□是 □否

●吃乾燥食物必須喝水，否則不好吞嚥？ □是 □否

●覺得食物味道改變？ □是 □否

●最近蛀牙增多？ □是 □否

●有時因口太乾，影響說話？ □是 □否

●吞嚥時喉嚨有異物感或疼痛？ □是 □否

自覺經常口乾超過 3 個月、反覆性唾液腺腫大，或吃乾燥食物時經常需配水喝才能下嚥。唾液腺測試有功能受損，唾液腺核醫掃描 Sialoscintigraphy 為陽性。

其他部位的乾燥

皮膚乾燥很常見；陰道乾燥可導致陰道發炎和性交疼痛；鼻腔乾燥可導致流鼻血。

對其他器官的傷害

●修格蘭氏症候群患者會有肌肉關節症狀，包

括關節痛和短暫性滑膜炎。

● 患者因為外分泌功能下降，呼吸道比較乾燥，常有乾咳症狀，甚至在 X 光片上呈現間質性肺病變。

● 吞嚥困難很常見，有時伴隨硬皮症。

● 胰臟炎的病程可以是急性、慢性反覆性，或慢性。

● 腎臟主要是侵犯遠端腎小管，導致血液酸化、低血鉀肌無力；因尿液過於鹼化，容易產生尿路結石。

● 甲狀腺疾患與修格蘭氏症候群有很強烈的關連性，其中又以自體免疫甲狀腺炎為主。

● 修格蘭氏症候群患者發生淋巴瘤的機率比一般人高。

◎ 原發性修格蘭氏症候群影響全身部位與機能

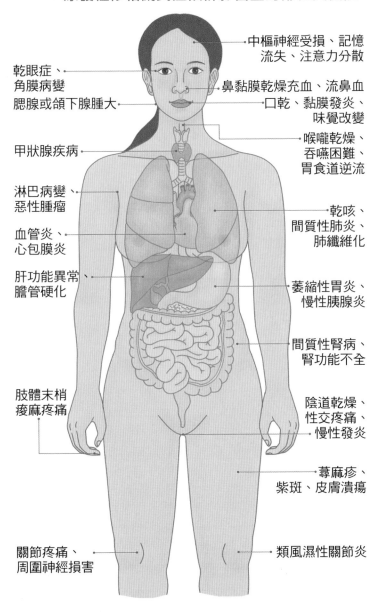

中樞神經受損、記憶
流失、注意力分散

乾眼症、
角膜病變

鼻黏膜乾燥充血、流鼻血

腮腺或頜下腺腫大

口乾、黏膜發炎、
味覺改變

喉嚨乾燥、
吞嚥困難、
胃食道逆流

甲狀腺疾病

淋巴病變、
惡性腫瘤

乾咳、
間質性肺炎、
肺纖維化

血管炎、
心包膜炎

肝功能異常、
膽管硬化

萎縮性胃炎、
慢性胰腺炎

間質性腎病、
腎功能不全

肢體末梢
痠麻疼痛

陰道乾燥、
性交疼痛、
慢性發炎

蕁麻疹、
紫斑、皮膚潰瘍

關節疼痛、
周圍神經損害

類風濕性關節炎

診斷標準

　　合乎乾眼症狀、乾眼檢查、口乾症狀、口乾檢查外，還需做自體抗體、唾液腺切片檢查。

自體抗體

　　常出現在乾燥症的自體抗體有：抗 SSA 抗體、抗 SSB 抗體、抗核抗體 ANA、抗甲狀腺過氧化酶抗體、抗甲狀腺球蛋白抗體等等。

唾液腺切片檢查

　　局部麻醉下劃開下嘴唇內襯黏膜、取一小塊小唾液腺組織做病理檢查，顯示淋巴細胞聚集。

　　當這六項條件中有四項以上，且四項之中一定要含有自體抗體與唾液腺切片檢查其中一項以上，即為修格蘭氏症候群的確定診斷。六項條件為：

● 乾眼症狀。

● 乾眼檢查。

● 口乾症狀。

● 口乾檢查。

● 自體抗體。

● 唾液腺切片檢查。

修格蘭氏症候群的治療

　　乾燥症的治療分三部分：乾燥症狀的緩解、組織器官侵犯的治療、生活型態的調整。

乾眼症

使用人工淚液來緩解

　　大多數修格蘭氏症候群患者，使用第一線用藥人工淚液來緩解眼睛乾澀，但有些患者對其中的防腐劑敏感，可改用不含防腐劑的單支包裝替代；臨睡前可使用人工淚液做成的凝膠進一步保濕。

鼻淚管阻塞術

乾眼症嚴重的患者，可施行鼻淚管阻塞術來改善乾眼症狀。

自體血清眼藥水（或自體 PRP 眼藥水）

具有修復角膜上皮組織細胞缺損的功能，臨床上可以用來替代淚液，是量身訂做、客製化的淚液代用品。

口乾的緩解

使用口腔潤滑凝膠或唾液分泌刺激劑。

- 口腔潤滑凝膠

　擠些許在指頭上，直接擦拭於舌頭上，同時再擠些許擦在牙齦上；可以吞食。

- 唾液分泌刺激劑

目前上市的有 Pilocarpine（舒樂津 Salagen®）、及 Cevimeline（愛我津 Evoxac®）。

因為是副交感神經刺激劑，有些患者使用上會出現心悸盜汗、腸胃不適、臉潮紅、頻尿等副作用。有氣喘、慢性支氣管炎、慢性阻塞性肺病、心血管疾病者，應在醫師的監控下小心使用。

皮膚及黏膜乾燥的緩解

使用凡士林、保濕乳液、保濕軟膏、潤滑劑。當患者覺得乾燥不適，任何時間皆可局部、適度的塗抹擦拭，多少可增進濕潤的程度。

組織器官侵犯的治療

部分免疫調節藥物如奎寧，可調節免疫系統功能、減緩慢性漸進性的腺體發炎，具改善乾燥症狀、關節炎及其他全身症狀的效果，發病早期使用效果較佳。

奎寧一般約在服用 1-2 個月後才會開始產生療效，最大的療效可能在半年之後才會達到。服用奎寧常見的副作用有噁心、腹瀉、胃口不好、頭暈等，偶爾有色素沉澱、皮疹；通常在高劑量或使用長達 5 年以上，可能會發生視神經病變、肌肉病變……這些罕見的副作用，因此定期眼科追蹤很重要。目前常使用的奎寧商品（必賴克廔 Plaquenil®）為新一代改良劑型，副作用的預防已有改進。

乾燥症組織器官侵犯的治療，視被侵犯器官的嚴重度，需使用不同劑量的類固醇，或合併免疫抑

制劑，如化學針劑（Cyclophosphamide）、口服免疫抑制劑（Azathioprine 安思平／壓彼迅錠／移護寧），或脈衝治療劑（癌得星 Endoxan®）。使用此類藥物時，都必須仔細監測藥物副作用和對治療的反應。

生活型態的調整

- 規律作息、少熬夜、不抽菸。
- 多刷牙、多漱口。
- 少吃刺激性食物（如油炸、燒烤、麻辣）。
- 少吃甜食。
- 可嚼無糖口香糖。
- 少喝含咖啡因飲料（易利尿、反而更乾燥）。
- 勿一次喝大量水（易利尿、反而更乾燥）。
- 做好事先的預防。

乾燥症的日常照顧

乾眼症

- 外出戴太陽眼鏡。
- 使用人工淚液。
- 睡前使用醫師處方的滋潤眼藥膏。
- 避免長時間閱讀或使用 3C 產品。
- 不要抽菸，且避免待在煙霧瀰漫的空間。
- 保持室內濕度，多使用盆栽。

口乾症

- 避免刺激（包括辛辣或酸性飲食、含酒精及咖啡因飲料等都該避免）。
- 暫時性改善（保持口腔濕潤度，或嚼無糖口香糖，維他命 C 片等）。

●如有病痛不適，要盡速就醫。

皮膚乾

●避免使用刺激性清潔用品。

●淋浴不要超過 5 分鐘，泡澡可泡 10 分鐘左右，
　讓皮膚盡量吸收水份。

●早晚擦乳液保濕。

●外出需擦 SPF15 以上防曬油。

陰道乾

●使用陰道保濕劑。

●使用水溶性潤滑劑，減少因陰道乾燥而引起
　的性交疼痛。

延誤治療
恐引發各器官併發症

　　一般修格蘭氏症候群的患者，開始時大都為乾眼症或眼部肌肉痠痛所苦，她（他）們下意識都自認為大概是工作太久，盯著電腦所引起的眼睛過度勞累、乾眼症或是結膜炎等文明病；直到碰巧健康檢查報告中顯示，某些類風濕因子有偏高現象，經轉診到風濕免疫科門診，才確認診斷是罹患了修格蘭氏症候群。

並非所有修格蘭氏症候群患者的症狀都相同
並非有症狀的人就一定罹患修格蘭氏症候群

　　因為最常見的乾燥症狀，和現代人因環境因素帶來的文明病症極為類似，因此常常造成患者不以為意、或是視為平常症狀而輕忽；等到病急時，由於先前沒有正確診斷而胡亂投醫，導致延誤治療，症狀也常因久不痊癒，深深影響日常作息與情緒起浮。

　　修格蘭氏症候群是一種病因不明的全身性自體免疫疾病，主要症狀是眼睛、嘴巴和皮膚容易乾燥，有些婦女還會因為陰道乾燥而在性交時感到疼痛。因為早期症狀不明顯，而且常常是間歇性地發作，很容易被誤診為單純的淚腺或唾液腺的老化、神經失調，或是荷爾蒙調節異常。

許多患者誤把修格蘭氏症跟乾眼症混為一談

　　在「頭痛醫頭、腳痛醫腳」的情況下，時間一久往往嚴重打擊到身體的健康。修格蘭氏症候群的

乾燥症主要症狀是眼睛和嘴巴，許多患者把症狀跟乾眼症混為一談，延誤了好幾年之後，經診斷方才驚覺是修格蘭氏症候群，臨床上甚至有人拖了十多年，導致肺部發炎、胸腔感染，有的還引發惡性淋巴腫瘤。

　　如果發現自己眼乾口乾超過三個月以上，而且同時有其他腺體外的不舒服症狀，調整日常作息也不見改善就必須盡快就醫尋求正確診斷，雖然這種疾病無法完全治癒，但早期治療能讓病情獲得相當穩定的控制。

　　若病變僅局限於淚腺、唾液腺、皮膚黏膜等外分泌腺，對症治療之後，一般而言效果都不錯；有內臟損害的患者，經過適當治療，大多數也可以控

制住病情；但是如果已經出現了肺纖維化、腎功能衰竭、中樞神經病變，或惡性淋巴瘤，治療效果與預後就很差了。

修格蘭氏症候群，除了累及外分泌腺體，還可能累及其他器官，也就是腺體外的損害。自身免疫系統產生的抗體可以廣泛存在，不單單損害腺體，還可損害多種器官。臨床統計，40% 的患者會引發腺體外症狀，如關節痛、間質性肺炎、血管炎、心包膜炎、間質性膀胱炎、腎結石、皮膚潰瘍或紫斑、甲狀腺疾病、肝功能異常、神經病變，甚至淋巴惡性腫瘤。

有一位五十多歲女性，時時感覺眼睛乾澀、口乾舌燥、皮膚乾癢，多年來都不以為意，從沒積極求醫尋求治療，以為只是年齡退化的症狀，後來每

每運動時總是會喘、胸悶、咳嗽有痰，驚覺不對了才就醫。經胸部 X 光檢查後，赫然發現兩側下肺葉有嚴重的肺纖維化，經照會眼科檢查，加上核子掃描及唾液腺切片檢查，確定診斷是修格蘭氏症候群，其肺纖維化為乾燥症所引致的併發症，爾後經大量類固醇治療搭配免疫療法，症狀才獲得改善。

俗稱乾燥症的修格蘭氏症候群，是類風濕性關節炎常見的併發症，臨床上八成類風濕性關節炎患者都會併發修格蘭氏症候群。由於淋巴細胞是免疫學上最基本的元素，跟自體免疫疾病有關的類風濕性關節炎，也特別容易引發淋巴病變。

據研究統計，嚴重類風濕性關節炎患者，罹患淋巴癌機率是一般人的 70 倍。2000-2008 年健保資料也顯示，7800 多位乾燥症患者中，女性罹患淋巴癌機率，較一般人高出 7 倍。繼發性修格蘭氏症候群，容易伴發類風濕關節炎、系統性紅斑狼瘡等自

身免疫性疾病。

　　正常情況下，人體免疫產生的抗體是用來抵禦外在細菌及病毒，但是當自體免疫疾病不受控制，原本應攻擊外敵的部隊，卻反過來攻打自己人，於是開始造成關節發炎腫痛、胸部出現間質性肺炎、肺纖維化；病情若一再拖延惡化，很可能影響肝臟、胰臟、腎臟，與血管系統和腦部神經系統等器官，病況嚴重時恐怕會出現淋巴瘤或淋巴癌的併發症。

　　修格蘭氏症候群患者需長期服藥，以緩解乾燥不適症狀，除了乾眼症治療外，還必須做全身性的治療，才能有效控制，以防止身體各處併發症的發生，當然最重要的是一定要定期追蹤檢查。

第四章

乾眼症
淚腺與眼球表面的發炎

淚液成分改變
是致病重要因子

　　關於乾眼症的系統性研究，大約始於 1995 年，當時粗略地將乾眼症分為「水分缺乏性乾眼」和「蒸發過度性乾眼」兩大類別。當年美國國家眼睛協會「乾眼病專題研究會」將乾眼症定義為：「乾眼症是一種由淚液缺乏或過量蒸發引起的淚膜毛病，造成瞼間眼球表面的損害，並合併不適的症狀。」

　　爾後專家們對於乾眼症的原因及病理機轉，進行積極探討與研究，終於在 2007 年國際乾眼病專題研究會中（DEWS），對乾眼症有了清楚的定義：「乾眼症是一多種因素的眼淚和眼表面疾病，導致不適的症狀，如視覺障礙、淚膜不穩定、會潛在性損害

眼球表面。通常伴隨著淚膜的滲透壓增加和眼表面的發炎。」也就是說，在針對乾眼症治療時，應要考慮：眼表的發炎現象、淚膜的不穩定、淚膜的滲透壓升高，與其他因子。

　　從定義可知發炎在乾眼症的病理機轉上，扮演十分重要的角色，治療乾眼症的策略，從以往最常使用人工淚液潤滑眼睛，到近年來抗發炎藥物的使用，乃至使用自體血清眼藥水，以及建議高純度魚油 Omega-3 作為營養補充、幫助對抗發炎，都是根據這些病理機轉的基礎研究，使得治療方式產生很大的改變與進展。

影響治療決策最主要的因素是以臨床上患者的主觀感受為主

　　乾眼症治療的主觀症狀和客觀徵候一樣重要；但目前可用的測試檢驗，和臨床症狀的嚴重度，其

間的相關性並非十分可靠，患者的臨床症狀和發病病史，在診斷上佔有非常重要地位，而治療的結果與成效評估，還是以臨床上患者的主觀感受為主。

　　乾眼症主要為淚液與眼球表面的疾病，與淚膜功能改變及眼球表面發炎有關。淚液組成分子改變是乾眼症致病過程的另一重要因子。正常健康的淚膜，含有平衡的脂質、水液與黏液層組成，不含過量的發炎因子（例如細胞激素）；相反的，慢性乾眼症患者的淚液中，抗發炎因子的濃度較低，導致促發炎性細胞激素的產生與活化作用增加，而這又會活化與乾眼症有關的一連串發炎反應。

乾眼症發炎反應

　　淚液的產生量與清除量減少，會使乾眼症患者導致慢性發炎。醫學研究顯示，發炎性細胞激素，在引發發炎性乾眼症上扮演重要角色。

◎ 過多的淚水蒸發，刺激過多水液層的分泌；
　水液層製造過多，最終可能導致淚腺發炎

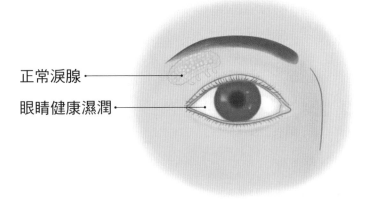

正常淚腺

眼睛健康濕潤

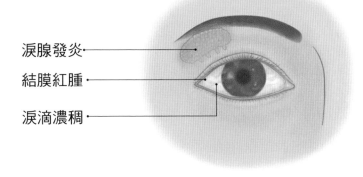

淚腺發炎

結膜紅腫

淚滴濃稠

慢性乾眼症患者的眼球表面，會因為受到刺激，而導致眼球表面為了進行修復，造成神經脈衝路徑過度的刺激，進而導致眼球表面與淚腺內 T 淋巴細胞的活化，釋放出可破壞細胞表面與淚腺的細胞激素。發炎週期從細胞激素的釋放開始，這些細胞激素會影響淚液產生的質與量，也會影響反射性淚液分泌路徑。眼球表面微環境的改變會產生更多 T 淋巴細胞、導致發炎惡化，對眼球表面與淚腺造成傷害。

如 2007 年國際乾眼症專題研究會 DEWS guideline 所建議的治療準則，乾眼症患者的嚴重程度達第二級時，建議使用局部消炎治療。

環孢靈（Cyclosporine-A）

環孢靈於全身投藥時是強力的免疫調節劑，它抑制 T 細胞，調節炎性細胞因子 (Cytokines) 的製造

和減少上皮細胞凋亡。

　　不論從基礎醫學或臨床研究，皆顯示發炎是乾眼症的原因和結果，美國 FDA 食品藥物管理局早在2002 年，就已通過環孢靈用於乾眼症的臨床治療，是第一個不僅針對症狀且可同時針對慢性乾眼症之潛在病理進行治療的創新療法。對於中度到重度乾眼症，環孢靈眼用乳劑對於乾眼症眼睛具有直接的抗發炎與免疫調節作用。

　　免疫調節作用可限制 T 細胞的活化，抗發炎作用則可防止 T 細胞釋放細胞激素，進而限制 T 細胞的進一步活化。T 細胞活化的降低，可使淚腺與眼球表面的完整性獲得維持與復原，因而可恢復產生正常的淚液。

　　環孢靈的使用濃度是 0.05%，外觀為白色至半透明的乳劑。每天早晚各一次，需要連續治療 6 個月以上才能評估是否有效。臨床上，長期使用少有

副作用報導，少數患者點藥後會有短暫的灼熱感。最近原廠眼用乳劑專利期已過（Patent Off），未來價格將會大幅下降，對患者而言是一大福音。但是畢竟是人工的化學製劑，未來的醫學還是導向量身訂做的自體血清眼藥水。

類固醇（Corticosteroids）

類固醇對乾眼症治療具有抗發炎作用，抑制炎性細胞因子，改善乾眼症刺激症狀和眼表面徵候。中度到重度的乾眼症，常合併明顯發炎，使用淚管塞之前，為避免因為淚管塞造成的延遲淚液清除，而使得發炎反應加劇，建議先點約幾星期單支包裝不含防腐劑的類固醇藥水來抑制發炎反應。

臨床上特別要注意，類固醇可能會造成眼壓增高，長期使用有導致青光眼後遺症的風險。

四環黴素（Tetracycline）

近年來瞼板腺功能異常或瞼板腺炎在年長者或3C族群常見，眼瞼緣油脂的分泌異常造成乾眼症。口服四環黴素類藥物可以抑制瞼板腺發炎和改善瞼板腺炎引起的不適症狀，局部使用四環黴素藥膏有抑制細菌和抗發炎的功能。

乾眼症的診斷程序

淚液分泌試驗（Schirmer test）

淚液分泌正常為 10-15mm，10mm 為低分泌，5m 為乾眼。在沒有眼部表面麻醉情況下，測試的是主淚腺的分泌功能；表面麻醉後檢測的，是副淚腺的分泌功能（基礎分泌），觀察時間同為 5 分鐘。

淚膜破裂時間試驗
（Tear film breakup time, TFBUT）

以螢光染色法測量淚膜穩定性；自點螢光染劑後第一次眨眼算起，到淚膜上染劑出現破裂點為止的時間。正常 TFBUT ≧ 15 秒；TFBUT ≦ 10 秒，則可為診斷為乾眼症。

孟加拉玫瑰染色（Rose Bengal stain）

裂隙燈的顯微鏡檢查，利用染劑使眼球表面死亡的上皮細胞呈色，通常會發現邊緣淚液帶的高度降低，點狀角膜表皮破損。臨床上，孟加拉玫瑰染

色的染色敏感度高於螢光染色。

乾眼症的嚴重程度分為 4 級

2007 年國際乾眼病專題研究會（DEWS）將乾眼症以疾病的嚴重程度分為 4 級，分級標準是患者的自覺症狀和臨床表現，包括不適程度與頻率、視覺症狀、結膜充血、結膜染色、角膜染色、角膜及淚水表現、眼瞼及瞼板腺病況；以及檢查項目包括淚膜破裂時間、淚液分泌檢查、角膜上皮細胞染色等，從輕微到嚴重作為分級的依據。

◎ 第一級：淚液層不穩定，淚滴濃稠

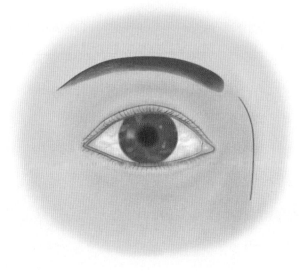

　　當環境壓力存在時容易發生，患者自覺眼睛乾澀、有異物感、畏光、出現暫時性視力模糊。透過點消炎眼藥水、人工淚液、熱敷眼瞼，通常可獲某種程度改善。

◎ 第二級：角膜出現點狀角膜炎

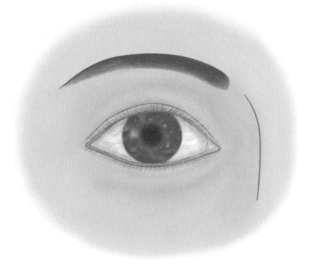

　　症狀類似第一級，程度更嚴重，角膜與結膜表面太過乾燥，會產生點狀上皮缺損，臨床上稱之為「點狀角膜炎」。症狀會長期存在，剛開始有微量淚液殘留物，眼球表面有些破皮不舒服。

◎ 第三級：絲狀角膜炎，角膜出現絲狀分泌物

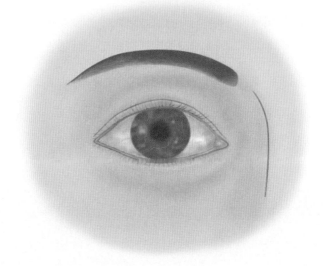

　　乾眼症角膜表面會出現絲狀分泌物附著，引發強烈的不適感、稱之為「絲狀角膜炎」，患者會出現常態性視力模糊、疼痛、張開眼睛會感到痛苦，生活品質頗受干擾。

◎ 第四級：角膜潰瘍

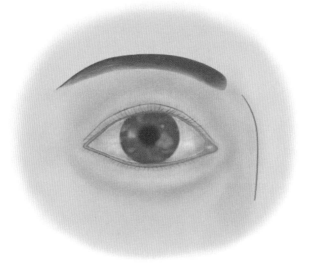

嚴重影響視力，患者須靠手術治療。

目前乾眼症的治療依據是依患者的疾病嚴重程
度，基本上還是以使用淚液的替代品或物理性的方
法讓淚水維持，例如點用各式人工淚液來保濕、或
施行淚管塞植入來保留淚液。由於對病理機轉有更
多的了解，抗發炎藥物如環孢靈、類固醇、四環黴
素，與 Omega-3 必需脂肪酸等，在抑制和預防發炎
的角色，已佔有一席之地。

治療原則

- 找出原因對症治療，排除或改善環境因素。
- 乾眼症不可能治癒，而是緩解症狀並維護角
  膜表皮細胞的健康與進行組織修復。
- 補充人工淚液、凝膠或藥膏。
- 防止淚水排出，如淚小管栓塞。
- 減少眼球表面及淚腺發炎，如免疫藥物、類
  固醇或環孢靈乳劑。

● 自體血清眼藥水，提供等同淚液組合的體液，是客製化淚液替代品。

外科性治療

對於瞼板腺功能異常患者，不論擠壓、探針穿刺，或是眼瞼緣上皮細胞刮除，對於疏通阻塞腺體都是相當重要的。對於缺水型乾眼，藥物治療效果不佳時，可考慮淚小管栓塞，以減少淚液排出，增加淚水停留在眼內的時間。

淚小管栓塞

以栓塞法將淚小管開口施行阻塞，作用原理類似水槽塞子，只讓少量的淚液流出，設法讓更多的淚液停留在眼球表面，用以維持淚膜的穩定。眼科醫師會先使用暫時性、可溶解的栓塞測試療效，若暫時性的栓塞法能夠改善症狀，才會放置永久性栓

塞。不管暫時性或永久性的淚小管栓塞都是在局部麻醉下進行，是無痛而快速的手術。

　　臨床上有少部分患者術後可能有栓塞移位或掉落、溢淚、感染、二次發炎的後遺症。必要時永久性淚小管栓塞也可手術移除之。在某些重症患者身上，可以考慮以燒灼方式將淚小管開口永久阻塞。接受淚小管栓塞的患者，需要先治療嚴重發炎現象，以避免手術後發炎物質長期滯留而造成傷害。

眼瞼縫合術

　　嚴重性乾眼症患者、合併角膜病變，或眼瞼閉合不全的患者，可進行眼瞼縫合術，以避免乾眼症惡化。眼瞼縫合術又可分為：

● 暫時性眼瞼縫合術

　　使用羊膜生物敷料覆蓋，羊膜是一種具延展性且營養成分高的生物敷料，可以被人體吸

收，傷口癒合後會自行脫落。缺點是手術價格高，若敷料被吸收或脫落時，傷口沒有完全癒合就必須再次進行手術。

● 永久性眼瞼縫合術

為一般縫合手術，日後若症狀好轉可進行拆線手術。

儘管國際乾眼病專題研究會對於乾眼症的治療準則，是依據疾病的嚴重性分級、擬訂治療方針；臨床上實際治療患者時，還是需要根據患者的病情與治療的效果做適當調整。

年輕化
罹病率逐年攀升的乾眼症

　　乾眼症，過去常見於老人和女性，特別是更年期前後的女性；但隨著 3C 產品成為生活中不可或缺的必需品、大環境的變遷、日益嚴重的空汙，以及眼表手術如近視雷射手術的增加，乾眼症明顯有年輕化的趨向，印象中我遇過最小的乾眼患者只有小學四、五年級。

　　據報導，2000 年至 2010 年之間，10 歲至 20 歲的乾眼症族群大約增加了 5 倍，乾眼症罹病率正逐年攀升。近年臨床的觀察，20 歲至 40 歲罹患乾眼症族群約比過去增加兩成。長時間使用 3C 產品的低頭族、與每天戴隱形眼鏡、美瞳片的族群，眨眼

次數不夠，瞼板腺失調，更容易引發淚水蒸發。

　　近年由於臨床檢測更加精確，治療方法與可選擇用藥也在不斷更新，備受乾眼症困擾的患者們對治療的渴望，讓眼科醫師在看診時感受很深。事實上門診受限於時間，無法對求知若渴的患者詳加解釋，這也是我之所以以眼科醫師與乾眼症患者的身分盡量抽空寫這本書，和大家分享面對乾眼症時，不被乾眼症打敗的原因。

　　由於淚液缺乏或蒸發過度，乾眼症往往會導致眼表組織的損傷，會嚴重影響患者的生活品質，但是除非角膜受損，不然不會導致失明。

　　一旦確診是乾眼症，首先要了解自己的工作環境和生活習慣，是否一直存在著可能加重乾眼症的

危險因子，如何去避免或糾正，這已不是醫師片面能幫得上忙的。

　　很多患者在接受乾眼症初步治療後，眼科醫師通常會根據患者對不同治療手段的反應差異、及患者自我護理方式的成效，來調整或增加治療方法，目的是在提高患者的生活品質，減少眼表組織一再受到損傷。

　　乾眼症是一種慢性疾病，患者眼睛容易有異物感、灼熱感與刺痛感，視力也容易變得模糊；當眼睛無法清除發炎導致的髒汙，在雜質沉澱之後，分泌物當然就會增加，此時會感到黏黏稠稠的，早上起來可能會覺得眼睛黏黏的。眼淚除了保持雙眼濕潤外，亦能阻擋會刺激眼睛的事物、以及有可能造成感染的細菌。

乾眼症因為無生命威脅，往往容易被忽略，但長此以往容易引發反覆性發炎，當眼睛缺乏防線，就有引起角膜潰瘍的風險。保護眼睛首重補充水分，飲食要均衡，要有充足的睡眠。應該要多在戶外活動，讓眼睛自然放鬆，腦部多巴胺釋放，都有助延緩乾眼症病情惡化。

低頭族手機成癮常見的眼科問題

今年 23 歲剛從大學會計學系畢業的莊小姐，正在會計師事務所擔任助理，雙眼近視度數約 400 度，每天都配戴拋棄式軟式隱形眼鏡，除了偶爾結膜發炎，眼睛並沒有什麼不適症狀。最近卻覺得眼睛經常痠麻、脹痛、乾澀，且視力不穩，時而清楚、時而模糊，眼科檢查發現近視度數增加至 550 度，隔了 3 周又變成 650 度。

經詳問病史後發現，這幾年來幾乎天天任何時

間都在盯著手機，眼睛睫狀肌負擔過重，不舒服症狀接二連三持續發生，假性近視度數也一直增加。我建議莊小姐：「應該大幅縮短使用手機的時間。」

莊小姐十分不解：「使用手機居然會造成這麼嚴重的眼睛症狀？」莊小姐還自我調侃：「要我不使用手機，我怎麼能活得下去？」

這是典型的「智慧型手機視覺症候群」案例，莊小姐是「低頭族手機成癮」患者。智慧型手機的使用，已深入到我們日常生活的各個面向，成為我們生活上倍感依賴的工具，非常多的民眾表示沒有手機不只造成生活上的不方便，而且內心也有說不出的不安全感。

手機成癮 眼科問題層出不窮

「電腦視覺症候群」泛指長久不良的電腦使用習慣，以及長時間注視電腦螢幕，所引起種種不適

的眼睛症狀：諸如乾澀、痠脹、假性近視增加，甚至眼睛痛、頭痛；有時也會合併有肩頸及手部肌肉的僵硬、痠痛。

自從手機與電腦結合，演變成智慧型手機之後，近年來因為重度使用智慧型手機而就醫的族群爆增，佔了眼科平時門診量的三成以上。普遍主訴眼睛痠澀脹痛、霧霧的看不清楚、視力不穩定、頭昏頭痛、心悸、噁心想吐等等。低頭族的「手機成癮」，和「電腦視覺症候群」症狀類似，但是手機成癮對眼睛的傷害可能更為嚴重。

智慧型手機比電親、電腦更傷眼

智慧型手機加重眼睛的負擔，最主要的原因包括：

螢幕小、影像小、距離近、時間長

增加眼睛睫狀肌的過度使用，造成眼睛疲勞與光害。

使用不當

當我們閱讀時需要黃斑部的固視功能，手機螢幕閃爍振動，我們並沒有感覺，低頭族任何時間都在把玩手機，長時間眼睛對焦固視的負擔就會增加，造成對焦微動調節的疲勞。

光線太亮

智慧型手機螢幕小、距離短、能量高，由手機射出的光線尚未充分外散，就已直射入眼，不知不覺之中已造成黃斑部的傷害。

低頭族常見的眼科問題

乾眼症

由於環境因素或先天體質，一般而言，約有25％民眾主訴有不等程度的乾眼症狀；但是在手機成癮的低頭族群，因為太專心看手機，眨眼次數太少，數據顯示有高達 8 成的罹患率。

假性近視

國中、國小學生因為電視、電腦、書本看太久，眼睛睫狀肌使用過度，造成假性近視，若不注意，近視度數會因而加劇。手機成癮的低頭族群常有眼睛痠痠、麻麻、脹脹、痛痛的症狀，呈現視力不穩，眼鏡度數越配越深，此乃所謂「假性近視成人化」現象。

老花眼及白內障

生理學上，光線進入眼睛之時，水晶體會吸收紫外線及可見光中能量較高的藍光，來預防黃斑部的傷害。高度近視患者、經常暴露在光害之下者，或是重症手機使用者，抵擋光線的能力較差，水晶體彈性變差，對焦能力降低，水晶體混濁提早發生，這便是「老花眼和白內障年輕化」現象。

視網膜前膜皺摺與黃斑部退化出血

慢性過度使用手機，黃斑部長期承受直射光照射，最終黃斑部會造成氧化壓力的傷害，在黃斑部前形成一個薄膜和皺摺，患者會抱怨影像變暗，解像力變差，好像眼前有一層薄薄的膜蓋著。若是持續承受光害，嚴重的會造成黃斑部出血，患者主訴視覺正中央有暗影，視力會急劇下降，有失明的危

險。

　　就趨勢而言，我們生活上一定會越來越依賴智慧型手機，眼睛承受的壓力只會越來越重。臨床上眼科醫師有義務一再強調這類手機對眼睛的潛在不利因素，並教導民眾如何避免傷害的產生。科技帶給人類方便，卻也帶來災難；科技始於人性，卻也考驗人性！我們應該好好保護眼睛，年紀輕輕卻成天低頭把玩手機，小心哪天從低頭猛然一抬頭，看到的竟然是眼前一片黑，那可就後悔莫及！

症狀若要減輕
患者一定要自助

　　包括個人生活習慣的調整、工作環境的檢視，及與醫師討論，有些可能導致乾眼症的口服用藥，是否該調整或停用？如果這些基本措施都還無效，接下來的治療，該採用人工淚液、抗發炎藥物、口服 Omega-3 必需脂肪酸、淚小管栓塞、自體血清或 PRP 眼藥水，甚至手術治療，請信任為你看診的眼科醫師，做個合作的患者。

　　人工淚液是治療輕、中度乾眼症的第一線藥物，功能是補充淚液以緩解乾眼症狀。特殊的人工淚液有特殊用法：

●含有脂質的人工淚液：

用於瞼板腺功能障礙患者，提高其淚膜中脂質層的穩定性。

●不含防腐劑、單支包裝的人工淚液：

需要長期且多次（但一天少於 4 次）的患者更為適用，主要是為了避免防腐劑對眼表上皮細胞產生的毒性作用。

●含玻尿酸人工淚液：

是針對配戴隱形眼鏡者，配戴當下也可以使用。

　　一般而言，為提高舒適度，一般患者白天傾向於使用黏性比較小的人工淚液，夜晚睡眠時則建議使用黏性較大的眼用凝膠。至於嚴重乾眼症患者，

採用淚小管栓塞減少結膜囊中的淚液流失、點用自體血清或 PRP 做成的眼藥水補充生長因子、配合部分眼瞼閉合手術，或配戴鞏膜鏡等，都是用來減輕患者刺激症狀，保護角膜與結膜上皮細胞，減少發生角膜上皮組織缺損，甚或角膜潰瘍等嚴重的後遺症。

眼睛的熱敷，你做對了嗎

隨著 3C 時代的來臨，眼睛離不開電腦和手機，越來越多人在長時間且近距離用眼過度之後，會引發睫狀肌持續處於收縮狀態，長期下來自然容易引起眼睛痠澀、疲倦等不適症狀。

適度熱敷有助於眼球周邊肌肉放鬆，緩解睫狀肌因過度充血所引起的眼部疲勞問題，有助提升眼周血液循環，促進淚腺分泌淚液，疏通阻塞的瞼板腺，可以改善乾眼症不適症狀。

◎ 以濕毛巾熱敷時，眼皮微血管的血液流動會將熱能迅速擴散，可惜實際上傳達到瞼板腺的熱能比較有限，洗澡洗臉時可順便一起做

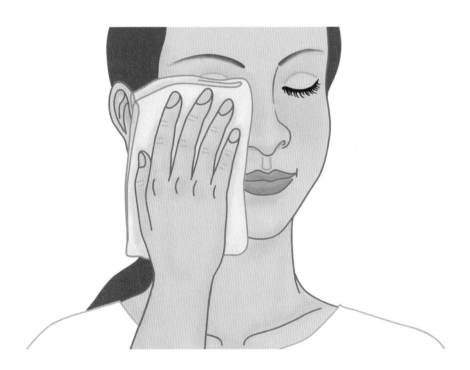

◎ 自行使用熱敷器或由醫師施行熱傳導治療，
熱能導入瞼板腺，軟化沉積在腺體腔的固化
沉澱物。液化的阻塞物質便容易沿著腺體路
徑排除，可以清除腺體開口處堆積的油垢與
死去的細胞。這種熱敷理療可將堵塞的腺體
混濁物移除，維持正常的瞼板腺功能、眼表
健康與良好視力

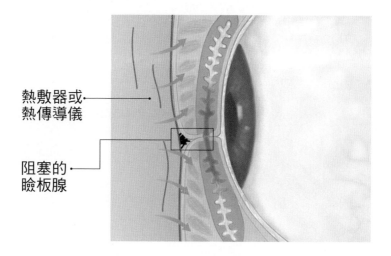

熱敷器或
熱傳導儀

阻塞的
瞼板腺

◎ 熱敷理療可將腺體阻塞部分逐漸清除

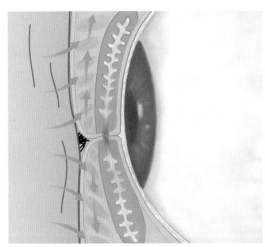

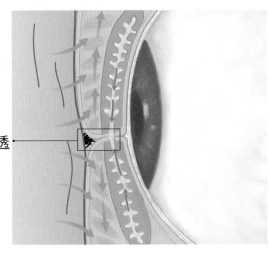

經熱療後通透
的瞼板腺

熱敷前

● 沒有適度卸除眼妝，萬一異物不慎在熱敷過
　程中掉入眼中，有可能刮傷角膜。

● 沒有摘除配戴的隱形眼鏡，將使得沾附於隱
　形眼鏡鏡片上的沈澱物、以及散瞳片與變色
　片上的染料和淚液產生化學反應，導致化學
　性結膜炎的風險，引起結膜紅腫熱痛等不適
　反應，眼科醫師不建議在配戴隱形眼鏡的當
　下熱敷眼睛。

熱敷中

　理想的熱敷輔助品，以乾式、恆溫、且可定時
的產品為佳，有助避免眼皮脆弱的肌膚因過度高溫
而流失水分，眼睛反而更加缺水。建議溫度在 40-
50℃左右，每次使用 10 分鐘以內，睡覺時不要戴著

使用。乾敷勝於濕敷，濕敷眼罩因富含豐沛水氣，保存不當或未定期清潔，反而因此淪為細菌滋生的溫床，增加眼睛感染的風險。

熱敷後

由於睫毛根部與眼瞼邊緣，存在著皮脂腺油性物質，為避免這些分泌物沾上眼罩，滋生病菌繁殖，建議選擇外層可拆卸下來清洗的產品，並養成使用後適度清洗曬乾的習慣，以確保衛生。

應特別注意的是：

如果眼睛正值發炎狀態中，譬如急性結膜炎、或是針眼，不建議使用熱敷式眼罩或器材，反而應該改為冰敷，以緩解紅腫熱痛等不適症狀。

　　如果貿然熱敷，恐將使病菌沾染於眼罩上，增加交叉感染的風險。針眼患者則一定要先請醫師協助排膿、投予消炎殺菌藥物，直到發炎感染症狀緩解之後才能熱敷，才不會使發炎反應更加劇烈。

對於極重度乾眼患者的建議

　　如史蒂芬強生氏症候群、瘢痕性類天皰疹、修格蘭氏症候群等，涉及自體免疫功能低下，患者的淚腺可能完全破壞，治療的目的首重保護角膜的完整性，恢復淚水分泌，減少眼表和瞼緣的發炎。

　　長期以來，基礎醫學爭論眼表炎症是乾眼的病因還是結果，其實臨床上並不是那麼重要，對眼科醫師來說，乾眼症的病因處置，通過抗發炎治療有效減輕眼表發炎，減少人工淚液的使用量，或許是更需要關心的議題。這些藥物包括：

● 類固醇眼藥水和眼藥膏，減輕眼表炎症。

● 環孢靈眼用乳劑，有助於減輕眼表炎症，增加淚液分泌量。

● 口服四環黴素可恢復瞼板腺分泌正常，減少淚液蒸發。

● 口服 Omega-3 脂肪酸可減輕眼瞼炎症，恢復瞼板腺分泌液的正常組成，使淚膜更加穩定。

有了基本認識，即便乾眼症是一種影響生活品質的多重因素眼表疾病，選擇合適的治療方法，搭配每天不厭其煩、適當地自我護理，才能逐步有效地緩解眼表的不舒適感。

乾眼症治療的趨勢

　　乾眼症是個慢性病，並不容易根治，若不好好追蹤檢查，嚴重的話可能導致角膜病變而影響視力。隨著基礎醫學研究的進展，期待臨床上對乾眼症有更新的認識，未來能發展出更有效的治療方式。

乾眼症治療的研究方向

　　研究顯示正常眼睛蒸發的淚液，佔所產生淚液的 10% 左右，而在乾眼症患者中，因淚液分泌減少，淚液所蒸發的比例佔到了一半、甚至四分之三以上。如何減少淚液的蒸發，對乾眼症患者至為重要。

避免淚液的蒸發

3C 產品的使用者常抱怨眼睛疲勞乾澀，與眨眼次數過少、平視或仰視螢幕而造成眼球暴露的面積增加，及環境的溫度與濕度因素有關。

新型人工淚液的研發

研究發現，淚液層中，最內層由結膜杯狀細胞所分泌的黏液層，對維持整個淚液層的完整性與均勻性，有十分重要的作用。人工淚液的研發著眼於維持淚液在眼睛表面的穩定性，而不是僅僅補充淚液的量而已。

角膜上皮細胞的保護

角膜上皮細胞組織與乾眼症相互影響，如何維持完整健康的角膜上皮，對乾眼症的治療有相當的

助益。自體血清眼藥水（或自體 PRP 眼藥水）內含溶菌酶、免疫球蛋白，和生長分化因子，有助於降低炎性反應，可以維持正常角膜上皮細胞功能、修復角膜上皮細胞缺損，對於乾眼症引起的角膜病變有舒緩、修復、維護的作用。

免疫治療方法

某些乾眼症是由於免疫功能異常，造成免疫細胞淋巴球跑到淚腺及結膜角膜中，破壞了原先的組織結構。免疫抑制劑如環孢靈、干擾素等，可能會比只點人工淚液更來得有效。

刺激淚液的分泌

使用的藥物有腺體分泌刺激劑（如舒樂津 Salagen ®、或愛我津 Evoxac ®）、熱敷、按摩、針灸等不同方法，都有可能增加淚液的分泌。

◎ 按摩淚腺，手指在淚腺 360 度輕或稍重施壓
　按摩

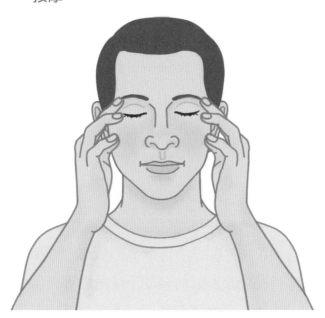

黏液溶解劑

用以治療呼吸道疾病的一種化痰劑，可以減少
眼表黏液或斑塊的形成。中、重度乾眼症併發絲狀

角膜炎的患者，可用以減少異物感的不適症狀。

高純度魚油

高純度不飽和脂肪酸 Omega-3 可減少腺體組織發炎，且改變瞼板腺油脂成分，對乾眼症可能有效。

大直徑鞏膜片

一種大直徑、硬式高透氧隱形眼鏡，可以覆蓋整個角膜表面，而且鏡片與角膜之間有一個空隙，可成為蓄水池。配合人工淚液的使用，可延長人工淚液停留在角膜表面的時間，使角膜獲得滋潤以減緩乾眼症狀。這個蓄水池，同時還可以修飾不規則的角膜表面，提升視力，又可形成一個保護膜，降低因眼睛乾澀、發炎、刺激所引起的眼睛疼痛及畏光症狀。

傳統上，硬式隱形眼鏡都是直徑小於角膜的鏡

片，其獨特的設計讓鏡片可以平順地在角膜上滑動；不過，新一代的高透氧硬式隱形眼鏡材料，開始影響鏡片的設計，超大直徑的鞏膜型硬式隱形眼鏡逐漸獲得重視。

我們都能理解，眼角膜是人體中最為敏感的一個部位，隨著患者年紀增加，當分泌淚液的能力逐漸降低時，隱形眼鏡與角膜之間的摩擦會增加，而開始出現異物感等不適症狀，這種現象在有角膜表面點狀發炎等疾病的患者身上會更加明顯。

臨床上設法利用增加鏡片的直徑，讓鏡片與眼表面的接觸碰點，避開最敏感的角膜與黑白眼珠交界的輪部區，改到比較不敏感的鞏膜上，可以有效地降低患者異物感的存在。利用此全新的超高透氧材質，配上大直徑的鏡片設計，增加了使用者的舒適度，但仍然能擁有硬式隱形眼鏡的視力矯正效果。

大、小直徑鞏膜片最大的不同，除了不同的承

載區及位置之外，就是在鏡片下能創造的淚液厚度。小鞏膜片的淚水儲存量通常比較少，大鞏膜片的淚水儲存量則較無限制。所有類型的鞏膜片鏡片設計，比起角膜片擁有較好的頂點空隙，因此可減少在中央角膜上的機械性摩擦，這是鞏膜片的主要優點。

◎ 大直徑鞏膜片接觸碰點避開敏感的角膜、及有較大的淚水儲存區，是鞏膜片的兩大優勢

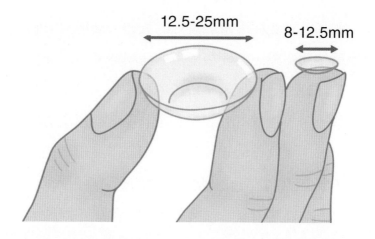

12.5-25mm　　　8-12.5mm

大直徑的硬式隱形眼鏡有 3 種規格

角膜片

直徑 8-12.5mm，整個鏡片都可戴在角膜上，但沒淚水的儲存。

角鞏膜片

直徑 12.5-15mm，部分鏡片在角膜上，部分在鞏膜上有低限度的淚水儲存量。

全鞏膜片

有直徑 15-18mm、15-25mm、18-25mm 三種規格，全戴在鞏膜上；15-18mm 有定限度的淚水儲存，18-25mm 的鏡片幾乎可有無限度的淚水儲存量。

過去驗配鞏膜片的過程中最常遇到的困難不

少，譬如驗配所耗時間較長、需要較多的驗配經驗、投入的成本也比較多。由於設計和材質的不斷進步，進年來驗配鞏膜片已經不像以前那麼複雜困難。過去驗配鞏膜片常用的壓模驗配法已經較少見了，該項技術具有侵入性且相當耗時，現在較常使用的試片驗配法，可將鏡片做得比較薄，由於鏡片規格精確，製造的再現性高，鏡片參數的調整也比較容易。不過，目前驗配鞏膜片還是建議在大型教學醫院或找經驗豐富的診所驗配。

第五章

乾眼症的自我保養

健康的眼睛與淚液息息相關

　　乾眼症的預防之道，無可避免地必須追本溯源，先了解什麼是眼睛退化的根源？才能懂得如何預防。

　　乾眼症和許多退化性疾病一樣，息息相關的因素是自由基（又稱活性氧物質 ROS)，是一種會攻擊和破壞其他分子的叛逆分子，當組織受到自由基的破壞，傷害會不斷地累積，最後導致變性退化的症狀。

　　分子最外層的軌道中，電子不成對者，即為自由基。這個不成對的電子讓分子具有高度的活性而且極不安定，會向鄰近分子搶奪電子，被搶的分子會立刻變成為高度活性的自由基。在破壞鏈中，這樣的過程會持續進行著，分子的物理和化學性質因氧化作用而改變，正常功能受到破壞，呈現開始退化的狀況。

　　除了體內正常生成的自由基外，這些激烈的分子也會因為外傷、感染、毒素、壓力和各種環境刺激而生成。不良飲食是自由基的最大來源，某些食品添加物、殘留農藥、化學物質、汙染物、毒素、藥物等等，都會增加我們體內的自由基數量。

　　氧是非常具有活性的分子，它很容易引起氧化作用並形成自由基。同樣的，葡萄糖也可以用類似的方式引發糖化作用，這個過程基本上和氧化作用相似，不同之處只是把氧換成了葡萄糖。蛋白質糖

化之後，就會形成所謂的晚期糖化終產物（AGEs）的分子。晚期糖化終產物對其他的分子有負面影響，也會衍生自由基，進而氧化低密度脂蛋白、分解膠原蛋白、破壞神經組織。

慢性發炎是所有退化性疾病的特色

白血球遇到糖化的蛋白質，進一步觸發發炎反應，因此慢性發炎是所有退化性疾病的特色，當然包括乾眼症，這也呼應 2007 年國際乾眼病專題研究會 (DEWS) 對乾眼症的定義。

光線對視網膜的傷害

牽涉到許多機制，目前認為影響最顯著的是多元不飽和脂肪酸組成的膜脂質，發生過氧化作用，並導致退化性黃斑部病變。

菸草的煙霧

是促氧化劑的一大來源，促氧化劑會消耗掉體內具保護能力的抗氧化劑，增加晚期糖化終產物的生成量，研究顯示：吸菸者血液中晚期糖化終產物含量，比非吸菸者高得多。吸菸者體內有大量的自由基和晚期糖化終產物，加上氧氣的輸送量減少，抗氧化劑濃度降低，罹患退化性眼疾的機會比非吸菸者大得多。

藥物

當我們仔細查看各種常見處方與非處方用藥的副作用時，會很驚訝地發現，它們之中有許多會對視力和眼睛健康有負面影響。礙於篇幅，無法將所有可能影響視力的藥物一一列出，很多新藥也正在進行研發，未來都有可能出現在這名單上。

　　比如非類固醇抗發炎藥物（NSAIDs）的 Ibuprofen，制酸劑如 Zantac、Pepcid 和 Tagamet，某些抗憂鬱藥，某些高血壓藥物，某些抗生素，抗組織胺，利尿劑，口服避孕藥，安眠藥等等，都可能引發眼睛乾澀。令人啼笑皆非的是，有些眼科用藥，比如青光眼藥物如 Betoptic 和 Timoptic，抗過敏藥物如 Actifed 和 Benadryl，也可能讓眼睛乾澀。

3D 立體影像，虛擬實境應用
早已造成眼睛嚴重的超負荷現象

　　3C 族群眼睛壓力的來源，是因睫狀肌過度疲累所致；長時間眼睛盯著螢幕，除了大量暴露在有害的藍光之外，久而久之負責對焦的睫狀肌會變得充血僵硬，讓眼睛產生痠、麻、脹、痛，種種疑似肌肉的不適症狀，有人甚至有頭痛現象。低頭族緊盯螢幕，平均每分鐘只眨眼 5、6 次左右，遠低於正常

人眨眼 12 次以上，低頭族太專心注視螢幕，眨眼次數不自覺地已經大幅減少，眼睛會感到乾澀不適，因此乾眼症成了現代跨年齡層 3C 族群的「流行文明病」。

　　舒緩這些不適症狀，建議做居家熱敷理療、加強眼睛清潔。熱敷可加速眼球周邊血液循環，讓淚腺不易阻塞，改善組織內含氧量，有效穩定淚膜，減緩發炎狀態，舒緩睫狀肌疲勞，減低局部的酸痛感，延長淚膜破裂時間，舒緩乾澀現象。

　　大多數人都只顧洗臉，往往忽略眼部清潔的重要性，尤其是粉領族習慣長時間化妝，更是需要做

好這方面的清潔。

卸妝、摘隱形眼鏡之後務必做好清潔

　　化妝女性及隱形眼鏡族，晚上洗臉卸妝時，應更留意在眼皮及睫毛根部位置做好清潔和擦拭，清除眼瞼部位阻塞的油脂、灰塵和分泌物，減少眼瞼緣發炎，幫助皮脂腺的油脂順利分泌到淚膜中，提升淚膜脂質層的質量，可以明顯改善眼睛乾澀和異物感的症狀。

　　我們的身體需要進行新陳代謝才能進行活動，能量是所有身體活動最基本的需求，從呼吸開始的所有活動都需要氧氣來製造能量，但是在製造過程中，體內也會產生自由基進行相對性的破壞，這個破壞的過程就稱為「氧化作用」。以眼睛來說，眼部組織的老化過程中不斷地進行氧化作用，各組織產生病變的可能驟然提高；抗氧化劑能對抗自由基，

有效防止細胞膜中的多元不飽和脂肪酸被氧化，中和自由基的不穩定性，減少自由基的產生，幫助體內抗氧化酶的生成，因而有利於緩解人體氧化作用產生的副作用。

眼睛是人體氧化壓力最高的地方

在 3C 時代，過度藍光的暴露、睫狀肌的用力收縮，在在都加重了過氧化反應。眼睛的不舒服，會讓人考慮找消除自由基、抗氧化、抗發炎的各種保健產品作為眼睛的保養。除了耳熟能詳的葉黃素、玉米黃素和魚油之外，在 3C 時代花青素與蝦紅素越來越被提起，兩者共同點是都能對血管起作用，改善血質，加速血流，幫助眼睛維持健康。

蝦紅素

蝦紅素（Astaxanthin）是脂溶性，著重在抗氧

化能力，效果很快，作用的時間也比較持久。除了對血管產生通血路的作用，也能直接作用在肌肉上，對眼睛的睫狀肌與眼睛內血管的肌肉層，作用能力較強。

花青素

花青素（Anthocyanidin）是水溶性，作用相對溫和，功能著重在皮膚與皮下組織，包括靠皮膚的末梢血管及組織等。在人體具防曬的功能，能清血，具疏通血管、清除血濁、增強心血管功能。血管功能好，輸送抗體能力增強，具提升抵抗力及免疫力的作用。

幾近50%的成年人，都曾經歷過輕重不一的乾眼症。對某些人來說，這只是偶發性的毛病；但是對另一部分的人來說，卻可能是一種長期的慢性病，經常出現視力模糊的現象，乾眼症的症狀會使

他們生活上備受影響。

　　眼睛乾澀會直接影響到角膜和結膜的功能，健康的眼睛不能沒有淚液，正常的淚液分泌不僅能讓眼睛水汪汪，還能夠將眼睛上的灰塵、碎屑沖掉，對眼睛產生保濕和潤滑的效果。眼淚中也含有各種酵素與生長因子，能防止眼睛受到微生物的感染。對大部分的乾眼症個案來說，預防之道並不困難；總而言之，眼睛退化（含乾眼症）與視力的剋星，包括自由基、晚期糖化終產物（AGEs）、曝曬過多陽光、吸菸、藥物等等，預防之道就是要嚴格避免之。

壞習慣不改，治乾眼症無解

　　有一天張小姐在門診裂隙燈儀器前一坐下來，我大概就略知一二了，她主訴：「我看了很多眼科醫師，都說是乾眼症，接受很多不同的治療，幾年下

來眼睛就是疲倦、昏沉、乾澀，總感覺視覺品質非常差，但是視光師驗光之後都說兩眼視力 1.0，只是近距離有一點點老花而已。」

　　仔細問診後，得知她每天服用抗憂鬱藥和安眠藥，已經有二十年以上。她說由於睡眠品質極差，近幾年藥吃得越來越重，也有求助睡眠中心。我告訴她：「這些藥吃多了淚腺分泌淚水的功能會受到壓抑，久而久之會發生代償性淚腺發炎，結果就是難治的乾眼症狀。」我建議她跟精神科醫師討論，看看是不是可逐步減低這些藥物的用量？

　　張小姐不好意思的說：「我沒辦法啊，戒不掉，成天都在臉書和群組打轉，查看動態、轉 PO、刪除、更新、吵架、退群組、加群組，整天幾乎都是在做這些事，可以說眼睛無時無刻都在盯著手機，不管是走路、搭公車或捷運也是，連自己都覺得有強迫症。深更半夜怕打擾到先生睡覺，都是黑暗環

境中滑手機。」

　　我警告她手機會釋出強烈的藍光，加上眨眼次數大幅減少，是會加重乾眼症的症狀的，絕對不宜一天到晚滑著手機，尤其忌諱在黑暗的環境下滑手機，因為當下瞳孔是放大的，無形中是暴露在大量的藍光之下，有人說「一百年前躺在床上吸鴉片，一百年後躺在床上滑手機」，這動作對眼睛來說，簡直是「世紀之毒」！

　　像張小姐長期服用抗憂鬱藥和安眠藥，又對3C成癮，無法自拔，這些壞習慣自己不下決心改，誰都幫不上忙，想治癒乾眼症，是無解的！

　　雖然大部分退化性眼疾都無藥可救，都毫無預警、無法預知，且絕大多數傳統治療方式潛藏著嚴重的後遺症，最終也都導致視力下降。但是假如大家都有做眼睛定期檢查，問題及早被發現，遵照標準療程進行治療，或許都可以阻止視力與眼睛的退

化。

　　基礎醫學的知識告訴我們，自由基、慢性發炎、胰島素阻抗、晚期糖化終產物都可能是退化的原因。其實，加工過的植物油會引起自由基的變性作用，和許多眼睛的疾病有關，如果能將某些會引發這些疾病的食物或食品添加物剔除，並以健康的食物取代，就可以大大改善眼睛的健康狀況。

　　具有保護力的抗氧化劑，可避免自由基對身體造成傷害，擁有抗發炎的特性，使失控的發炎反應鎮定下來。想保持健康的身體，不外乎均衡攝取各類食物，適量的補充各種富含抗氧化劑的天然食物。譬如維生素 E，β- 胡蘿蔔素，維生素 A，輔酶 Q10 都是抗氧化劑；在我們的飲食中，很容易可以攝取到抗氧化劑，蔬菜、水果、穀物、豆類和堅果等，都含有豐富的抗氧化劑。

乾眼症的自我保養

● 正常的生活作息，睡眠充足，不熬夜，多運動。

● 均衡的飲食：限制飲食熱量，多吃富含維生素 A、C、E 的蔬菜水果，少吃油炸食物，補充富含 Omega-3 脂肪酸的深海魚油。

● 注意保持環境中的濕度，避免電扇直吹。

● 空調房間放盆水，室內栽植綠色植物。

● 騎機車戴全罩式安全帽或護目鏡。

● 盡量少去空氣不佳、煙霧瀰漫的場所。

● 閱讀或看電腦要注意適度休息，並多眨眼睛。

● 戒菸。

「二好三多」的日常保養

● 二好：好習慣＋好環境

好習慣是多喝水、多吃蔬果、少吃油炸或刺激性的食物、不抽菸及充足的睡眠。

好環境是指清潔的環境，避免過乾或太多灰塵的地方，不去空氣不良、煙霧瀰漫的場所；如不能避免，則以護目鏡保護眼睛。

● 三多：多保濕＋多保養＋多休息

多保濕是避免在太乾燥或一直吹風的環境待太久，減少使用吹風機，電風扇要避免長時間直吹，吹冷暖氣或使用電暖爐時可於室內置一盆水，用來增加室內的濕度。

多保養是多清潔眼周、常做眼睛熱敷；隱形眼鏡選擇高透氧材質，盡量選用長效保濕的保養液。

多休息則是用眼每小時休息 5-10 分鐘，縱使再專注用眼也要記得眨眨眼。

乾眼症是眼睛的「不適當生活習慣」病

　　日本《最先端！最省錢！眼睛與牙齒的保健全書》一書中指出：日本潛在乾眼症患者高達 800 萬到 2200 萬人，但實際上接受治療的只有 200 萬人左右。有調查顯示，坐辦公室的人每三個人就有兩個罹患乾眼症。罹患乾眼症的機率會隨著年齡而提升，最近越來越多人「會分泌眼淚，卻還是罹患乾眼症」。

　　事實上，乾眼症就是眼睛的不適當生活習慣病，只要改善生活習慣，注重自我保健，就可以減緩症狀。

減少使用電子產品的時間

　　所有盯著電子產品螢幕，包括看電視、打電腦、滑手機的時間都要縮短，避免長時間連續使

用，養成每小時休息一次的習慣。螢幕要選擇護眼設定，如果反射少、文字大，眨眼次數就不會減少。由於眼球往上看會加速淚液揮發，所以螢幕要距離眼睛 40 公分以上，而且要低於直視的視線。

注意室內濕度

當室內濕度降低，眼睛就容易乾燥，保持室內濕度在 50-60% 左右。開車時要調整空調出風口，避免空調直接往眼睛直吹。

盡量減少配戴隱形眼鏡的時間

隱形眼鏡要與框架眼鏡交互使用。洗澡時養成習慣用熱毛巾蓋在臉上，溫熱眼睛周圍。

運動有助於改善乾眼症

人體放鬆時，副交感神經處於優勢，會促進淚

液分泌。

自由基會使人體老化，對眼睛健康有嚴重影響

自由基來自於紫外線、抽菸、飲酒過量，要盡量避免。

盡量避免長期使用眼藥水

眼藥水通常含有防腐劑或減少充血的血管收縮劑，這些都會使乾眼症惡化，建議應盡量避免使用。

溫熱眼睛周邊

利用蒸氣輕鬆溫熱眼睛周邊，專門清洗睫毛根部的洗睫精也是不錯的選擇。改善生活習慣，使用正確商品，雙管齊下就能有效對抗乾眼症。

乾眼症患者如何選配
隱形眼鏡

　　在眼科門診，乾眼症患者常會問：「如果我想配隱形眼鏡要怎麼選？有什麼要特別注意的嗎？」

　　眼科醫師會建議：採用矽水凝膠材質，或高透氧硬式隱形眼鏡，可幫助緩解眼表乾澀，改善視力和舒適感，降低角膜上皮組織病變的風險。但是要注意的是，畢竟是乾眼症患者，長期配戴隱形眼鏡，併發角膜新生血管和角膜感染的機率依然存在。

「透氧量」
是評價隱形眼鏡優與不優的關鍵指標之一

　　隱形眼鏡或美瞳片等不同類型的軟式鏡片，按材質可大致分為水凝膠和矽水凝膠，這是一種很粗略的分類。隱形眼鏡的材質其實是十分繁複的。基本上，簡單講就是親水性軟鏡材料，添加不同單體來增加透氧性。

軟式隱形眼鏡

　　軟式隱形眼鏡的含水量並不是越高越好，含水量越高的鏡片，配戴時間超過三、四個小時，就會覺得眼睛乾澀。所以含水量應該只能保持在一個合理的範圍。

透氧量和鏡片材質

　　介紹鏡片材質之前，我們得先了解一個視光學專有名詞：透氧量（Dk/t），是氧氣通過水凝膠中水分子，攜帶並傳導氧分子到眼睛表面的量，鏡片的含水量越高，攜帶的氧分子越多，透氧量也就越高。

　　目前在國內廣泛應用的軟式隱形眼鏡材質，當屬水凝膠。一般來說，水凝膠鏡片的平均含水量介於 30%-58% 之間，不過鏡片的含水量在製作上有其極限值，受限於材質本身特點，透氧量也無法一直提高。

　　高含水量的鏡片幾乎可以說是理論值，越是高含水量的鏡片，越容易讓其材質中的水分流失，也越需要不斷地從淚液中吸取水分補充，結果反而造成眼睛更加乾澀，配戴得更不舒適。換言之，軟式隱形眼鏡的透氧量，和鏡片的含水量與厚度，是相互制約的一種關係。

　　但如果硬要說，水凝膠材質中高含水的鏡片，

就會造成嚴重的眼睛乾澀現象，這個說法其實也是需要某種程度修正，不能因此就說所有高品質、高含水、高科技的鏡片都是這樣。也就是說，水凝膠材質成分的不同，含水量和透氧量的關係，其實也可以產生微妙的變化。

　　一般的水凝膠材質做成的高含水量鏡片，很容易會造成眼睛乾澀的現象，事實是，若用「超親水」的某些材質，在鏡片表面形成永久水質層，可以減少鏡片脫水，就比較適合乾眼症患者配戴。換句話說，鏡片雖然高含水，但是並非通過吸收淚液來補充水分，而是通過自身鎖水能力的提高。

　　相對於一般的水凝膠鏡片，這種科技可以算是一種突破了。市場上對高含水鏡片除了材質上的改進之外，還包含其他技術手段的優化，可以在提高鏡片含水量的同時，也盡量不要造成眼睛乾澀的情況。可是，還是沒有解決透氧量的問題；於是，矽水凝膠問市了！

矽水凝膠的隱形眼鏡

　　矽水凝膠隱形眼鏡，改善了普通水凝膠的缺點，在材質中添加了「矽」、「氟」等元素，親氧性形成氧氣的獨特通道，同時擁有水離子和氧離子的雙通道結構，有效緩解配戴隱形眼鏡後的眼表乾澀，並進一步提高透氧性。一般而言，矽水凝膠鏡片的透氧量，是水凝膠產品透氧量的 4-6 倍，突破性的解決了含水量和透氧量之間的制約關係。

第一代矽水凝膠

採用鏡片表面處理技術，在鏡片表面形成一層電離保護層，除了親水層使得配戴更舒適潤澤，又能有效防止蛋白質沉積。特點是高透氧、高硬度、低含水。

第二代矽水凝膠

在鏡片表面處理的保濕技術材質中添加保濕因子，除了保證鏡片的含水量，還具備了如同水凝膠的柔軟度。特點在於中等透氧、低硬度、低含水。

第三代矽水凝膠

材料保濕性能更優化，在透氧量方面選用長鏈矽，氧傳導效率更高。特點則是高透氧、低硬度、高濕潤。

　　第二代與第一代相比，主要改進之處在於鏡片的硬度方面；第三代和第二代相比，在於鏡片的保濕技術，第二代是透過內嵌方式保濕，而第三代材料則是本身具有親水保濕性能。

　　隱形眼鏡鏡片的透氧量越高，配戴舒適度越高，對角膜也越健康，能夠最大程度減少眼表乾澀現象，也避免角膜因為缺氧所產生的傷害。可以說「透氧量」是評價一款隱形眼鏡優與不優的關鍵指標之一，廠商之間的競爭也都是在產品的透氧量上較勁。至於號稱為第四代矽水凝膠的產品，是首度跨入美瞳彩妝鏡片的領域，透氧量也更加提高，保證了鏡片的安全和眼表的健康。

　　通常眼科醫師並不建議患者，在配戴隱形眼鏡當下，同時點人工淚液。不過，最近藥廠推出含玻尿酸、單支包裝的人工淚液，宣稱是唯一配戴隱形眼鏡當下時可以點用的人工淚液。身為眼科醫師還

是要叮嚀：

　　對眼睛而言，隱形眼鏡畢竟是一種異物，科技上不管材質怎麼進步，長期配戴下，眼睛表面多少都會有乾澀現象，總難免會有角膜新生血管形成、與角膜感染的風險，可以的話，還是儘量減少配戴隱形眼鏡的時間。

　　不管是人工淚液或眼藥水、藥膏，都必須在戴上隱形眼鏡之前就使用，或是將隱形眼鏡取下後再用。如果在戴隱形眼鏡的情況下使用，藥品會沉澱在鏡片上，恐會對敏感的眼球造成傷害。

　　3C 產品在日常生活中無所不在，使得不少人雖然沒有眼疾，可是當覺得眼睛乾乾癢癢的，就習慣到西藥房買人工淚液，日久成了不自覺的習慣後，每天滴幾滴，理由不外乎是製造商強調產品能潤滑、保濕、消除疲勞⋯⋯甚至連配戴著隱形眼鏡也可以不停的點。

戴隱形眼鏡時，不建議點人工淚液

　　許多民眾常以為配戴隱形眼鏡時，加點人工淚液可以舒緩眼睛乾燥的不適感，卻不知道如此有可能會傷害眼睛。人工淚液種類不同，使用的方式也不同，最好避免戴著隱形眼鏡點人工淚液。

　　目前人工淚液有分為水液狀、油脂狀，以及有

無含防腐劑。通常瓶裝的人工淚液都有含防腐劑，而單支拋棄式的人工淚液則無防腐劑。若是配戴隱形眼鏡當下，點有含防腐劑的人工淚液，那麼防腐劑會附著在隱形眼鏡上，如此眼睛好比浸泡在高濃度的防腐劑中，長時間下來眼睛表面可能破皮，嚴重的話恐有角膜潰瘍之虞。

　　脂質加強型人工淚液，是用於瞼板腺失調的患者，補充油脂層的缺乏，配戴隱形眼鏡時也不可使用。油脂狀的人工淚液會黏在隱形眼鏡上，有可能造成視力模糊，也可能影響隱形眼鏡的材質。

高純度魚油 Omega-3

　　必需脂肪酸，是指我們體內無法利用其他的營養素來製造出這些脂肪酸，所以為了維持身體健康，就必須從飲食中攝取。

　　我們的身體能夠從其他的食物中製造出飽和脂肪酸和單元不飽和脂肪酸，但是我們卻無法製造出多元不飽和脂肪酸。因此，我們的飲食中一定要含有多元不飽和脂肪酸。提到飽和、單元不飽和，或多元不飽和脂肪酸時，談論的並不只是三種脂肪酸，而是說三大類型的脂肪酸。

　　在多元不飽和脂肪酸中，有兩大家族對人體健康很重要：Omega-6 和 Omega-3 多元不飽和脂肪酸，

而這兩大家族又各自有很多種不同的脂肪酸。由於這些脂肪酸是「必需」的，所以很多人往往會先入為主、一廂情願地認為它們擁有特別的健康功效，吃越多對身體越好。但是實際狀況並非這樣。

雖然我們飲食中必須要有多元不飽和脂肪酸，不過吃太多了可能對身體是有害的。 幾乎在所有的動物性與植物性食物中，我們都可以見到 Omega-6 多元不飽和脂肪酸，比較少見的是 Omega-3 多元不飽和脂肪酸；不過可以在種子、綠葉蔬菜、海菜、蛋類、魚類和貝類中找到 Omega-3 多元不飽和脂肪酸。

研究指出，想要擁有健康的腦袋和眼睛，必須要有二十碳五烯酸（EPA）和二十二碳六烯酸（DHA）這兩種 Omega-3 長鏈多元不飽和脂肪酸。我們體內可以利用 α- 次亞麻油酸（α-linolenic acid，來自亞麻籽或其他植物的一種 Omega-3 脂肪酸）合成出

這兩種脂肪酸。

Omega-3

Omega-3 是多元不飽和脂肪酸，對健康十分有益，其中最重要的 Omega-3 脂肪酸就是 EPA 和 DHA，Omega-3 雖是必需的營養，但我們體內卻不能自身合成，必須從這些富含 Omega-3 的食物中獲得。Omega-3 主要存在於深海魚油、磷蝦油和海藻油中，深海魚油是目前最主要的 Omega-3 EPA/DHA 來源。Omega-3 脂肪酸在人體健康中發揮不同的作用，因此選擇合適的 Omega-3 脂肪酸和劑量，來充分發揮 EPA 和 DHA 各自對人體健康的作用是至關重要的課題。

近幾年針對 Omega-3 脂肪酸的研究掀起了熱潮，每年都有數千相關的基礎研究和臨床試驗，相關功效已獲證實，並得到歐美各國藥政機構的批

准。Omega-3 EPA/DHA 脂肪酸不僅被大量用於各種保健品和奶粉配方，美國、歐盟和日本藥政單位，已批准多種高純度 Omega-3 處方藥品上市，包括降血脂藥（Lovaza®）、防中風和心肌梗塞（Vasecepa®），及魚油脂肪乳注射液（Omegaven®）。在臺灣則有 Omacor®，是由科懋公司自挪威進口，委託五洲製藥廠製造，花了龐大資金在臺大等幾個醫學中心做臨床實驗，再向衛福部食藥署申請新藥，目前是可以進到醫院內的自費藥物。另外，也有進口自德國完全一樣純度的品牌在市場流通。

Omega-3 已證實的臨床功效

促進心血管健康

預防腦血栓、腦溢血、高血壓以及心肌梗塞等心血管疾病。目前歐洲心臟病協會（ESC）、美國心

臟協會（AHA）和其他國家的心臟病協會都分別推薦在心肌梗塞後使用高純度 Omega-3 魚油作為治療方案。

Omega-3 EPA/DHA 魚油常被稱為「血管清道夫」，具有降低膽固醇和三酸甘油酯的含量、促進體內飽和脂肪酸代謝、從而降低血液黏稠度、增進血液循環、提高組織供氧而消除疲勞、預防動脈粥樣硬化的形成和發展，及預防腦血栓、腦溢血、高血壓等心血管疾病。

促進嬰幼兒大腦發育、視網膜光感細胞成熟

Omega-3 DHA 是大腦和視網膜的重要組成成分，維持神經系統細胞的生長，在人體大腦皮層中含量達 20%，在眼睛視網膜中所佔比例更大，約佔50%。因此，對嬰幼兒智力和視力發育至關重要。

抑制發炎

Omega-3 會抑制發炎前驅物質的形成，具消炎作用，能減輕腫痛，紓解關節炎的不適感覺。中國與瑞士的研究人員，揭示了 Omega-3 脂肪酸抑制炎症和緩解 II 型糖尿病的新機制，相關成果發表於《免疫》雜誌。

美國國家衛生研究院發現一百多種疾病與 Omega-3 相關

精神 / 神經疾患、腫瘤、糖尿病、腎疾患、肺部疾患、婦產科疾病、大腦發育，與眼科疾患。

基礎醫學研究指出，乾眼症的形成原因與淚液的高滲透壓、慢性發炎，與瞼板腺失調息息相關。這些都會影響淚液中水液層與油脂層的改變。臨床上經過抗發炎機制，使淚液正常化，淚液既然等同

沒有紅血球的血液，設法改變神經、心血管、血液的質量，對乾眼症都有好處。

營養學上，Omega-3 在食物中比較少見，通常存在於亞麻仁籽、核桃以及深海魚油。Omega-3 的 EPA 和 DHA 能減少不正常的發炎、改善胰島素反應、改善細胞膜的健康、平衡 Omega-3/Omega-6 比例的作用。Omega-6 在食品中則相當常見，如堅果、麥片、肉類、大豆油等。Omega-6 會啟動發炎反應，抵抗病菌、幫助凝血，主要是保護細胞的作用。

現代人飲食情況常導致 Omega-6 與 Omeaga-3 的失衡，可能差距到 Omega-6 與 Omeaga-3 為 15：1，甚至 30：1，而引起身體的長期發炎，降低了血液凝結及細胞發炎的防禦能力，引起不同的慢性疾病。最好的 Omega-3 與 Omega-6 的比例就是 1：1。

高純度 Omeaga-3 對健康的幫助

　　來自《Lancet》、《NEJM》、《JAMA》等各大權威學術期刊，以及《NCBI》、《PUBMED》文獻資料庫顯示，高純度 Omega-3 之所以深受醫學界重視，是因為這些功效：

降低三酸甘油酯

　　90% 高純度 Omega-3 是美國 FDA 承認的有效降低三酸甘油酯的藥物。在《2016 年成人血脂異常防治指南》中曾提出高純度 Omega-3 可作為治療高三酸甘油酯酯血症的藥物，還可與 Statin 並用，治療混合型高脂血症，且不增加各自的不良反應。

幫助大腦及視網膜組成

　　Omega-3 家族中的 DHA，對胎嬰兒智力和視力

發育至關重要。

抗發炎

高純度 Omega-3 能減少與炎症相關的小分子，或致炎物質的生成；大量研究也顯示攝入 Omega-3 純度越高越多，減輕炎症效果越好。因此 Omega-3 的攝取對於關節炎、乾眼症、痛經等多種跟炎症因子有關的疾病都有改善作用。

通過專業文獻分析，可以發現魚油在對抗高三酸甘油酯、炎症、預防心血管疾病等方面有著優秀的表現。而這些功能主要得益於魚油中的有效成分 Omega-3，尤其是其中的 EPA 和 DHA。

因此，魚油中 Omega-3 的純度就成為魚油健康作用的關鍵。Omega-3 的含量越多，飽和脂肪酸和其他雜質越少，能有效減少競爭性酵素結合和代謝干擾，使機體的吸收效果更好，生物利用度更高，

作用才能得到充分發揮。

高純度 Omega-3 被 FDA 批准以處方藥上市後，通過消費者反應和反覆臨床考驗，展現出良好耐受性，且無明顯不良反應。

以 Lovaza® 為例，是採用德國 KD Pharma 高濃縮純度為 84% 魚油，榮獲美國 FDA 認證，符合美國 FDA 藥品級產品：每粒 1g Omega-3 Acid Ethyl Esters 內含 EPA 480mg+ DHA 360mg，為醫界公認是有效的治療級魚油。

其他市場上每單位含量 20%-35% 的 Omega-3 魚油，均不被推薦於治療用途。

可見高純度魚油 Omega-3 有一定的療效，魚油吃了若沒效果，可能是 Omega-3 純度太低了。因此衛福部食品藥物管理署，於「可供食品使用原料彙整一覽表」中增列了「魚油」品項，並規定：

一、原料「魚油」之來源為傳統可供食用之魚

類。

二、魚油所含「二十碳五烯酸（Eicosapentaenoic acid, EPA）」及「二十二碳六烯酸（Docosahexaenoic acid, DHA）」之總和量為 50% 以下，且 EPA 及 DHA 每日攝取總量為 2 克以下。

三、如產品之魚油 EPA 及 DHA 總和量高於 50%，即日起至許可文件有效期限滿前，需提出產品使用之魚油所含 EPA 及 DHA 之「天然」總和量為高於 50% 之佐證資料，或原料來源、學名、食用部位、詳細加工製程、產品規格、檢驗方法、使用目的及用途、用量等資料，行文至衛福部食藥署，進行該產品所使用之魚油是否得供食品原料之評估，調整產品每日建議攝取量，以符合該項規定。

四、魚油之 EPA 及 DHA 總和量高於 50%，卻未提交資料予衛福部食藥署評估，或評估結果未能佐證得供作食品原料，抑或未調整產品每日建議攝

取量，以符合魚油之 EPA 及 DHA 每日攝取總量為 2 克以下之規定，則該許可文件於有效期滿時，不予展延。

衛福部食藥署針對魚油品項會有如此規範，在於目前市售的一般魚油，通常只有 20-35% 的 Omega-3 脂防酸，但廠商的標示均模糊不清，容易誤導消費者。以 30% 的 Omega-3 脂肪酸為例，若一粒膠囊內含 1000mg，Omega-3 只有 300mg，其餘 700mg 為不需要的脂肪酸。

◎ 未加工魚油的組成比

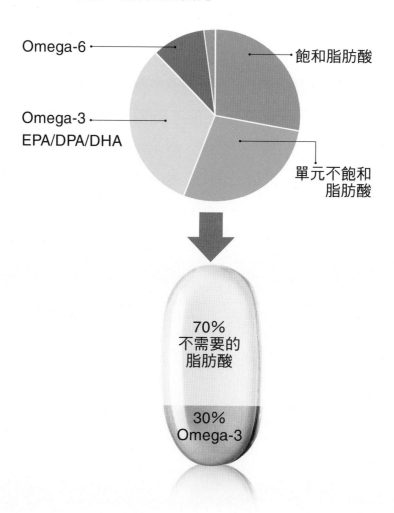

後記

低頭族的惡夢
居然被我碰上了

　　有一天，我沿著康寧路的斜坡一路走上去，準備去康寧大學視光科，教授「臨床眼科學概論」，沿途忍不住邊走路邊滑手機，前前後後有六位教授、老師、職員、學生跟我打招呼，還調侃我真是不折不扣的「低頭族」！

　　平常殷殷教導學生、叮嚀患者，這下當場被抓包，老實說，真的很不好意思！其實我還有更不好的習慣，經常在捷運、公車，甚至昏暗的環境下滑手機，看 Hami Book，有時想想，經年累月為乾眼症所苦，我也算活該！

　　去年底，我因胸悶、頸痠、手麻的症狀，住院檢查被診斷罹患頸椎椎間盤退化，因為不敢開刀，從此每天到復健科報到。3C 族群低頭族的惡夢，居然被我碰上了！

　　我的神經外科主治醫師告訴我：「自主神經的壓迫，可能會加重乾眼的症狀。」也就是說，低頭滑手機、乾眼症、頸椎椎間盤退化，在我身上可說是互為因果。這讓我痛定思痛，非得好好改正生活習慣不可！

　　謹此為戒，與大家共勉之！

國家圖書館出版品預行編目（CIP）資料

我是眼科醫師，我有乾眼症／李文浩.-- 初版.
-- 臺北市：大塊文化, 2018.08
　　面；　公分. --（Care ; 59）
ISBN 978-986-213-908-0（平裝）
1.乾眼症
416.754　　　　　　　　　　107010611

CARE
Good Care ,
Good Living

CARE
Good Care ,
Good Living

CARE
Good Care ,
Good Living

CARE
Good Care ,
Good Living